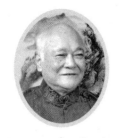

国医大师 李济仁
亲自主审

脱发

千家妙方

【千家妙方系列丛书】

典藏版

王惟恒 王 芳 编著

中国科学技术出版社
·北京·

精选中医治疗脱发的近 300 首秘验特效良方
包括内服、外敷、熏洗及食疗方等

选方用药注重"简、便、廉、验"
轻松掌握防治良策,摆脱脱发困扰

图书在版编目（CIP）数据

脱发千家妙方 / 王惟恒，王芳编著. － 北京：中国科学技术出版社，
2017.3（2024.6 重印）

ISBN 978-7-5046-7352-7

Ⅰ. ①脱… Ⅱ. ①王… ②王… Ⅲ. ①秃病－验方－汇编 Ⅳ. ① R289.57

中国版本图书馆 CIP 数据核字（2016）第 314149 号

策划编辑	焦健姿
责任编辑	焦健姿　黄维佳
装帧设计	华图文轩
责任校对	龚利霞
责任印制	徐　飞

出　　版	中国科学技术出版社
发　　行	中国科学技术出版社有限公司
地　　址	北京市海淀区中关村南大街 16 号
邮　　编	100081
发行电话	010-62173865
传　　真	010-62173081
网　　址	http：//www.cspbooks.com.cn

开　　本	889mm×1194mm　1/24
字　　数	69 千字
印　　张	6
版　　次	2017 年 3 月第 1 版
印　　次	2024 年 6 月第 3 次印刷
印　　刷	河北环京美印刷有限公司
书　　号	ISBN 978-7-5046-7352-7/R・1989
定　　价	39.00 元

巧 用 千 家 验 方　　妙 治 各 科 百 病

《千家妙方系列丛书》
丛书编委会

主　审　国医大师　*新安 李济仁*

主　编　王惟恒　李　艳

副主编　杨吉祥　张卫阳

编　委　王惟恒　王　君　王　芳　李　艳

　　　　张卫阳　汪　文　杨吉祥　胡　芳

　　　　黄　芳　董海燕　谭洪福

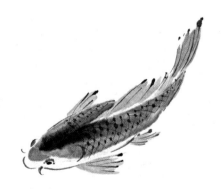

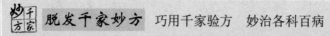

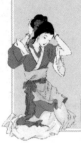

脱发千家妙方　巧用千家验方　妙治各科百病

内容提要

古今验方 · 中药方 · 食疗方 · 足浴方 · 贴穴方 · 熏洗方

　　本书是一部全面介绍脱发自我治疗的科普读物。作者精选了中医治疗脱发的近300首特效良方，包括中药内服、外敷、熏洗及食疗等。本书语言通俗易懂，深入浅出，对于较难理解的病证名和医学术语作了简明的解释，在选方用药上突出"简、便、廉、验"的特色，力求疗效可靠，而且穿插介绍了各种疾病预防保健的小常识，适合皮肤科医务工作者和普通家庭配方使用，让您轻松掌握防治良策，远离脱发的困扰。

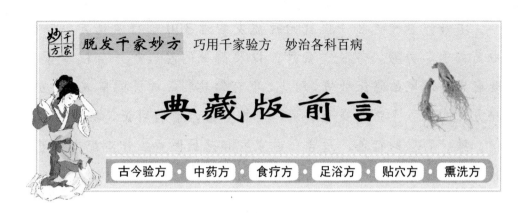

脱发千家妙方　巧用千家验方　妙治各科百病

典藏版前言

古今验方　·　中药方　·　食疗方　·　足浴方　·　贴穴方　·　熏洗方

　　脱发虽不是大病，但却会影响人们的容貌和自信心。现在的生活条件越来越好，脱发人群却呈越来越年轻化的态势。很多患者对脱发不了解，滥用生发药物，造成了严重后果。自古以来，食以养命，药以治病，对于脱发而言"三分治，七分养"更为重要。中医药在改善人的体质、养护头发和治疗脱发方面有独特的效果。

　　《脱发千家妙方》由于内容实用受到广大读者的喜爱。许多读者反映使用本书的方剂后，收到了显著的疗效。为此，我们在中国科学技术出版社的精心指导和大力支持下，出版了本书。

　　本次出版，除增补了较多的名家验方外，对原来方药组成与应用雷同、适应证不够明确、普通读者难以取舍的方剂进行了删节；同时增补了大量实用性强而确有良效的方剂，使本书内容更丰富、更精练、更实用。

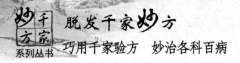

　　本书作者精选了中医药治疗脱发的近300首特效良方，包括中药内服、外敷、熏洗、食疗，以及简易的经穴疗法与按摩等，既有古今名家的临床效方、验方，也有颇具实效的民间单方、偏方、秘方。在选方上强调择善缀录，有据可考，有验可证，突出"简、便、廉、验"的特色，适合普通家庭和基层医务工作者配方参考，也可供广大医学生和中医药爱好者阅读。

编　者

丁酉年春

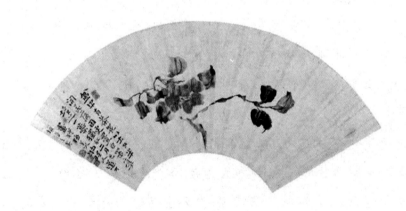

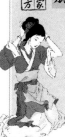

脱发千家妙方　巧用千家验方　妙治各科百病

目　录

古今验方 · 中药方 · 食疗方 · 足浴方 · 贴穴方 · 熏洗方

脂溢性脱发千家妙方 / 001

斑秃千家妙方 / 027

头癣脱发千家妙方 / 055

头虱脱发千家妙方 / 067

产后脱发千家妙方 / 073

脱发内治偏方秘方 / 082

脱发外治偏方秘方／ 112

脂溢性脱发千家妙方

　　脂溢性脱发，以往称早秃、男性型秃发、雄性秃发、弥漫性秃发、普通性脱发等，俗称秃顶，多见于青壮年男性。有的病人头发油腻呈擦油状；也有的头发干燥缺乏光泽，常有大量头皮屑，有瘙痒感。日久，前额两侧及头顶部毛发开始脱落，枕后及两侧颞部仍保持正常的头发。脱发的速度和范围因人而异，多数进展缓慢。女性病人头发脱落主要在头顶部，头发呈弥漫性稀少。

　　脂溢性脱发患者多为从事紧张复杂脑力劳动的人，精神压力大且大脑消耗能量极大，刺激机体自主神经和内分泌适应性地作出调整，以维持新陈代谢及免疫功能等的生理平衡，分泌较多的雄性激素，使人的分析力、判断力增强，机敏而有智慧，但也会使人的性情变得较为急躁，皮脂腺分泌旺盛。头皮上的皮脂腺同其他部位相比是最发达的，在这种情况下分泌就更多，从而为头皮上嗜脂性真菌及头螨等大量繁殖提供了条件。头皮上的嗜脂性真菌在皮脂腺分泌量大的前提下大量繁殖，嗜脂性真菌从毛囊中获取营养，并释放代谢产物，刺激毛囊和头皮出现慢性炎症——脂溢性皮炎。脂溢性皮炎如得不到及时治疗，发根部细菌生长繁殖产生一种溶解酶，将发根溶解得残缺不全。发根松动，毛囊逐渐萎缩，生发功能逐渐减退，从而导致脂溢性脱发，头发逐渐减少直至光秃。

本病属中医"面游风""柱发癣"或"虫蛀脱发"的范畴。始见于清代的《疡科选粹》。《医宗金鉴·外科心法要诀》说："此证生于面上，初发面目浮肿，痒若虫行，肌肤干燥，时起白屑，次后极痒，抓破，热湿盛者津黄水，风燥盛者津血，痛楚难堪。"中医认为，本病的病因与平素嗜食烟酒、辛辣肥甘厚味有一定关系。其基本病机是平素血燥之体，脾胃受损，湿热内生，外感风热之邪，血热风燥，肤失濡养而成。或风邪郁久，耗血伤阴，生风生燥，以致头发失养干燥而脱发。中医治疗本病以凉血消风、化湿止痒为主，外治以燥湿、祛屑、止痒为主。

■ 益发 I 号方治脂溢性脱发

◎ 茵陈蒿 15 克，赤石脂 15 克，白鲜皮 15 克，蒲公英 20 克，生地黄 9 克，萆薢 12 克，白术 9 克，山楂 20 克，积雪草 20 克，甘草 6 克。每日 1 剂，水煎分服。功效：清热利湿。适用于湿热熏蒸型脂溢性脱发。(《中医皮肤病临证精粹》陈达灿经验方)

■ 神应养真丹加减方治脂溢性脱发

◎ 当归、川芎、白芍、羌活、木瓜、菟丝子各 10 克，天麻 12 克，制何首乌 30 克。每日 1 剂，水煎分服。功效：养血祛风。适用于血虚风燥型脂溢性脱发。(《浙江中医杂志》1996 年第 6 期。韩吾祥经验方)

■ 凉血祛风汤治脂溢性脱发

◎ 生地黄 12 克，菊花 12 克，白花蛇舌草 20 克，白鲜皮 12 克，防风 9 克，紫草 12 克，积雪草 15 克，侧柏叶 15 克，甘草 6 克。每日 1 剂，水煎分服。功效：凉血清热，祛风润燥。适用于血热

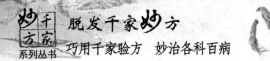
风燥型脂溢性脱发。(《中医皮肤病临证精粹》陈达灿经验方)

■ 七宝美髯丹加减方治脂溢性脱发

◎ 制何首乌 15 克，淮牛膝、补骨脂、茯苓、菟丝子、当归、枸杞子各 10 克。每日 1 剂，水煎分服。功效：补肝益肾，养血生发。适用于肝肾阴亏型脂溢性脱发。(《浙江中医杂志》1996 年第 6 期。韩吾祥经验方)

■ 益发Ⅲ号方治脂溢性脱发

◎ 制何首乌 15 克，菟丝子 18 克，枸杞子 9 克，墨旱莲 15 克，淫羊藿 9 克，党参 12 克，炙甘草 6 克。每日 1 剂，水煎分服。功效：补益肝肾，养发生发。适用于肝肾不足型脂溢性脱发。

按：偏阴虚者治以滋补肝肾，养阴清热，乌发生发，用益发Ⅱ方：蒲公英 18 克，积雪草 15 克，桑椹 15 克，女贞子 18 克，墨旱莲 18 克，制何首乌 15 克，白术 12 克，甘草 6 克。每日 1 剂，水煎分服。(《中医皮肤病临证精粹》陈达灿经验方)

■ 祛风换肌丸加减方治脂溢性脱发

◎ 威灵仙、石菖蒲、牛膝、苍术、天花粉、川芎、当归各 10 克，生何首乌 30 克，生甘草 6 克。每日 1 剂，水煎分服。功效：清热利湿，祛风化痰，通络止痒。适用于痰湿瘀热型脂溢性脱发。（《浙江中医杂志》1996 年第 6 期。韩吾祥经验方）

按：祛风换肌丸出自《医宗金鉴》。原方由亚麻子 15 克，苍术 10 克，牛膝 6 克，石菖蒲 9 克，苦参 9 克，何首乌 12 克，天花粉 12 克，威灵仙 9 克，当归 9 克，川芎 9 克，甘草 3 克等组成。用法：水煎服，每日 2 次，亦可煎水外洗。功能：养血祛风，滋养肌肤。主治：肛门瘙痒，肌肤干燥，角化皲裂。此处以祛风换肌丸加减，用于脂溢性脱发，取其养血祛风，滋养肌肤，以滋毛发之义。

■ 滋发汤治脂溢性脱发

◎ 羌活、生地黄、白蒺藜、白鲜皮、野菊花、黑芝麻、何首乌各 15 克，牡丹皮、赤芍、白芍各 12 克。用法：每日 1 剂，水煎服。

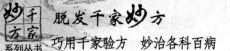

便秘加柏子仁15克；失眠加炒枣仁25克；头晕加枸杞子12克。服药期间禁食辣椒、酒、烟及油腻之品。主治：脂溢性脱发。（《陕西中医》1987年第2期）

　　按：据报道，用本方治疗脂溢性脱发72例中，男50例，女22例；病程1个月至25年。结果：患部毛发全部长齐，头部已不痒，无头屑和头油，和未脱发前密度、粗细、色泽大致相同者为痊愈，共23例；头部毛发停止脱落，有新生毛发生长，少量头屑或头油，密度、粗细和色泽未能恢复完全正常者为好转，共43例；治疗前后无明显变化为无效，共6例，总有效率为91.7%。疗程14～81天。

　　【病案举例】杨某，女，29岁，工人。脱发1年半，以头顶部为甚，头发稀疏干燥，皮损部有灰白色秕糠样鳞屑斑，头皮发痒，伴头晕、便秘，舌红、舌边如齿状，苔薄黄，脉细数。证属风湿热邪侵袭，脉络瘀阻，精血生化不利。治宜祛风胜湿，清热滋阴凉血。服滋发汤加减10剂后，即有毛发生出，再用此方加减连服71剂痊愈，随访3年未复发。

■ 加减消风散治脂溢性脱发

◎ 荆芥 15 克，防风 10 克，蝉蜕 10 克，生地黄 10 克，苦参 10 克，何首乌 10 克，熟地黄 10 克，山茱萸 10 克，金银花 10 克，连翘 10 克，蒲公英 10 克，甘草 10 克。每日 1 剂，水煎 2 次，合并煎液分两次服用。功效：养血祛风。主治：脂溢性脱发。（《外科正宗》消风散化裁方）

■ 当归饮子治脂溢性脱发

◎ 当归、防风各 12 克，川芎、荆芥各 9 克，白芍、白蒺藜、何首乌各 15 克，生地黄 25 克，生甘草 6 克。水煎服，每日 1 剂。失眠或烦躁不安者，选加珍珠母、龙骨、牡蛎、代赭石（先煎）各 30 克，夜交藤 15 克等。功效：养血祛风。用于血虚风燥型脂溢性脱发。症见皮肤干燥，有糠秕状鳞屑，瘙痒，头发干燥，脱发。舌红，苔薄白，脉弦。（《外科正宗》）

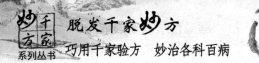

■ 赞化血余丹加减治脂溢性脱发

◎血余炭 15 克，熟地黄 20 克，枸杞子 30 克，当归 20 克，鹿角胶 25 克，菟丝子 15 克，制首乌 60 克，炒枣仁 15 克，五味子 12 克，白芍 15 克，桑寄生 30 克，山药 30 克，桑椹子 30 克，墨旱莲 30 克，女贞子 30 克。诸药共研为末，炼蜜为丸，如梧桐子大。每次 6～9 克，每日 3 次。主治：脂溢性脱发（发蛀脱发）。

按：脱发究其病因病机，或血虚风乘，风盛血燥；或七情太过，肝郁心伤，气滞血瘀；或肝肾不足，不能荣发，致使毛发失养而成该病。本方是根据张景岳《新方八阵》中"赞化血"加减而成，具有益肝肾、补气血之效，适用于肝肾阴虚，气血亏损的毛发脱落证。症见：毛发脱落，失眠，健忘，纳可，舌质红苔薄黄，脉细数无力。治疗期间宜多休息，勿用脑过度，否则影响疗效。若有外感，宜暂停服，外感治愈，续服本方，就可取得良效。

■ 生发 1 号丸治脂溢性脱发

◎　生地黄、熟地黄各 90 克，当归 90 克，白芍 60 克，女贞子 30 克，菟丝子 30 克，羌活 30 克，木瓜 30 克。上药研成细末，炼蜜为丸，每丸重 9 克。每日早晚各服 1 丸，开水送服。主治：脂溢性脱发。(《朱仁康临床经验集》)

■ 祛湿健发汤治脂溢性脱发

◎ 炒白术 15 克，泽泻 9 克，猪苓 15 克，萆薢 15 克，车前子 9 克，川芎 9 克，赤石脂 12 克，白鲜皮 15 克，桑椹子 9 克，干生地黄 12 克，熟地黄 12 克，首乌藤 15 克。用法：水煎服，每日 1 剂，分 2 次服。主治：脂溢性脱发。(《赵炳南临床经验集》)

■ 桃红四物汤加味方治脂溢性脱发

◎ 当归 20 克，生地黄、熟地黄各 15 克，川芎 10 克，白芍 15 克，制何首乌 15 克，侧柏叶 15 克，红花 10 克，桃仁 10 克，白鲜皮 15 克，泽泻 10 克，蝉蜕 6 克。水煎服，每日 1 剂。用黑芝麻做药引，煎药时，放上一小撮即可。主治：脂溢性脱发。(《中国中医药报》第 3226 期，山东莱州市慢性病防治院郭旭光经验方)

按：服药治疗期间，患者应尽量少吃肉类和含油脂高的食物、

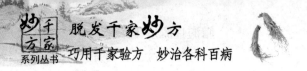

糖酒等，多吃蔬菜、水果等清淡类食物，保持心情舒畅。

■ 熟地苍术汤治脂溢性脱发

◎ 熟地黄30克，山茱萸20克，泽泻15克，牡丹皮10克，黄芩10克，苍术15克，茯苓30克，防风15克，桑叶10克，苦参15克。上药加水1200毫升，煮取300毫升，分早晚2次温服。主治：脂溢性脱发。（《中医治验·偏方秘方大全》）

按：脂溢增多，标在脾湿，本为肾阴精不足。亡阴时，汗出如油，即是此意。方用熟地黄、山茱萸之厚味填肾之阴精；用泽泻走肾，茯苓入脾，味淡渗湿；牡丹皮走血，分泄血中伏火；黄芩走气分燥气分之湿；防风、桑叶入络除风，取风能胜湿之义；少加苦参5克，量少入络，除络中湿热。方中熟地黄配苍术，一入肾之阴络，一入身之阳络，一味厚滋腻，一气浮性燥，两者相伍，正中本病病机。方中牡丹皮、黄芩的配伍也是非常重要的。

■ 首乌糖浆治脂溢性脱发

◎ 首乌藤20克，葛根12克，生地黄、蝉衣、辛夷花、当归、淫羊藿、紫草、菟丝子各 10 克。制用法：水煎取汁，浓缩后加白糖适量，制成糖浆 500 毫升，每日 3 次，每次服 50 毫升。主治：脂溢性脱发。（经验方）

■ 当归生地汤治脂溢性脱发

◎ 当归 20 克，生地黄 30 克，泽泻 15 克，槐花 10 克，升麻 15 克，防风 10 克，生山楂 30 克。水煎服，每日 1 剂。功效：清热凉血，活血祛风。主治：脂溢性脱发。（经验方）

■ 何首乌汤治脂溢性皮炎伴脱发

◎ 何首乌 30 克，生地黄 20 克，野菊花 20 克，白蒺藜 15 克，羌活 15 克，白鲜皮 15 克，地肤子 15 克，黑芝麻 15 克，白芍 12 克，赤芍 12 克，牡丹皮 12 克，生大黄（后下）10 克。用法：水煎服。每日 1 剂，日服 3 次。7 天为 1 个疗程。服药期间禁食辣椒及油腻之品，并忌烟、酒。功效：凉血解毒，祛风止痒。主治：脂溢性皮炎伴脱发。

加减：若头晕者，加枸杞子、天麻、钩藤各 10 克；若失眠者，加酸枣仁、远志、土茯苓各 10 克;若大便秘结者,加白术 20 克、柏子仁 15 克;若头皮痒甚,用百部 30 克,煎水洗头,日洗 2 次。

按:本方用何首乌、生地黄、白芍、赤芍、牡丹皮凉血养血;野菊花清热解毒;黑芝麻养阴润燥;羌活、白鲜皮、地肤子、白蒺藜祛风止痒;生大黄通腑散瘀。诸药合用,共奏凉血解毒,祛风止痒之功。用本方治疗脂溢性皮炎伴脱发 87 例,其中,治愈者 80 例,显效者 4 例,好转者 3 例。痊愈 80 例中,1 个疗程治愈者 32 例,2 个疗程治愈者 28 例,3 个疗程治愈者 20 例。(《治验百病良方》)

■ 内外合治法治脂溢性脱发

验方 1 脂秃洗发剂合脂秃煎

◎ 脂秃洗发剂:蛇床子、苦参、白鲜皮、荆芥、硼砂、硫黄各 10 克,薄荷、花椒、明矾、防风、蝉蜕、皂角刺各 30 克。加水煎取药汁 500 毫升,再加温水 1000 毫升洗头。每日 1 次。脂秃煎:当归、生地黄、何首乌、枸杞子、菟丝子、山楂、白鲜皮、刺蒺藜、白芍各 10 克,夜交藤 20 克,甘草 3 克。水煎服,每日 1 剂。

中晚期加人参养荣丸、防风通圣丸各 9 克，1 日 3 次，连用 6 天，停 1 天。主治：脂溢性脱发。(《皮肤病效验秘方》)

验方 2　芍药羌活汤合双叶洗剂

◎　内服方：白芍 20 克，羌活 15 克，木瓜 20 克，天麻 15 克，川芎 15 克，熟地黄 20 克，当归 15 克，菟丝子 30 克。水煎服，每日 1 剂。外洗方：麻叶 30 克，桑叶 30 克，以淘米水 600 毫升浸泡 1 天，浸出液外洗头部，每日 1 次。用本方治疗脂溢性脱发 34 例，痊愈 18 例，有效 14 例，无效 2 例，总有效率 94.1%。(安徽省寿县县医院杨修策经验方)

验方 3　龙胆泻肝汤加减内服外用方

◎　内服方：龙胆草、黄芩、苦参、栀子、当归、车前子、柴胡各 10 克，生地黄、何首乌、白鲜皮、地肤子、虎杖各 15 克，日 1 剂。外用方：上药 7 剂加 75% 酒精 10 升，浸 1 周，取滤液，外搽并轻叩患处。用本方治疗脂溢性脱发 45 例，显效 25 例，有效 18 例，无效 2 例，总有效率为 95.6%。(杭州市第一人民医院陈青经验方)

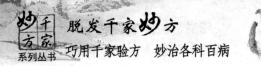

验方4　治秃生发饮合旱莲二骨酊

◎　治秃生发饮：黑芝麻、制何首乌、墨旱莲各30克，黄精、侧柏叶各20克，生地黄、熟地黄、女贞子、枸杞子、丹参各15克。水煎服，每日1剂。外用方：墨旱莲、补骨脂各25克，骨碎补20克，干姜、红花各10克，丹参15克，粉碎，加75%酒精1000毫升，浸10日，取滤液，反复擦抹患处3～5分钟，每日3～4次。3个月为1个疗程，用1个疗程后，有效率74.24%；2个疗程后，总有效率86.71%。（《中国中医药科技》1997年第4期。阎喜英经验方）

验方5　内服、外洗加外搽方

◎　内服方：制何首乌30克，墨旱莲15克，当归10克，女贞子10克，生甘草6克。油性皮肤加天麻（另煎）6～9克、丹参12～15克；干性皮肤加侧柏叶9～12克，牡丹皮9～12克；情志抑郁加合欢皮12～15克。水煎服，每日1剂。外洗方：百部50克，蛇床子、地肤子各30克，水煎后洗发，每3日1次。外搽方：何首乌、女贞子、丹参、补骨脂各10克，95%酒精500

毫升浸泡 2 周后,外搽,每日 3 次。用本方治疗脂溢性脱发 100 例,结果 58 例显效,40 例有效,2 例无效。总有效率 98%。（季春承经验方）

■ 白矾郁金丸治脂溢性脱发

◎ 白矾、郁金各等份。将白矾、郁金制成丸,每次 4 ～ 5 克,每日 2 次。功效:燥湿祛脂。主治:脂溢性脱发。(《皮肤病千家妙方》)

■ 龙马溶液治脂溢性脱发

◎ 马齿苋、龙胆草各 30 ～ 60 克,加水适量,煎取药汁,湿敷。适用于脂溢性脱发,渗出液较多或伴感染阶段。(《中医临床备要·基本篇》)

■ 透骨草汤治脂溢性脱发

◎ 透骨草 45 克。用法:每日 1 剂,水煎,先熏后洗头,熏、洗各 20 分钟,洗后勿用水冲洗头发。连用 4 ～ 12 天。主治:脂溢性脱发。(《浙江中医杂志》1991 年第 3 期)

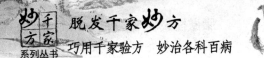

按：徐氏用此方治疗脂溢性脱发10例，均痊愈。大多数患者在用药后3天即见效。如治陈某，女，21岁。患脂溢性脱发1月余，口服养血生发胶囊无效。自诉头发脱落明显，头屑过多，头皮瘙痒。以上方治疗4次而愈。

■ 生地首乌洗剂治脂溢性脱发

◎ 生地黄、何首乌各30克，黑芝麻梗、柏树枝各50克。水煎取汁，趁热熏洗患部，每日3次，熏洗后用干毛巾覆盖患部30分钟。（《中医临床备要·基本篇》）

■ 海艾汤治脂溢性脱发

◎ 艾叶、菊花、薄荷、防风、藁木、藿香、甘松、蔓荆子、荆芥穗各6克。用法用量：用水1.25～1.5升，将药煎数滚，连滓共入敞口钵内，先将热气熏头面，候汤温蘸洗之，留药照前再洗。功效与作用：治血虚不能随气荣养肌肤，风热乘虚攻注，致成油风，毛发根空，脱落成片，皮肤光亮，痒如虫行者。（《外科正宗》卷四）

■ 芝麻梗柳叶汤治脂溢性脱发

◎ 芝麻梗、清明柳（清明节采的柳枝嫩叶）各 90 ～ 120 克。煎汤洗发，并摩擦头皮，连用 1 ～ 7 日。适用于脂溢性脱发。（民间方）

■ 猪苦胆外洗治脂溢性脱发

◎ 猪苦胆 1 个。将猪苦胆汁倒入半面盆温水中，搅拌后洗头或洗患处，把油脂状鳞屑清除干净，再用清水冲洗。每日 1 次。用于治疗伴有头屑、头痒、头皮多油的脂溢性脱发。（《老同志之友》）

■ 硫黄大黄苦参散治脂溢性脱发

◎ 硫黄、大黄、苦参各等份。共研细末。使用方法：先用水洗头，再将该药粉 9 克用水调成糊状洗头，待 10 ～ 15 分钟，再洗净，隔日 1 次，有止痒、祛脂、活血作用。主治：脂溢性脱发。（《大众卫生报》）

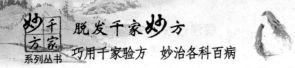
■ 透骨侧柏皂角汤治干性脂溢性脱发

◎ 皂角、侧柏叶各 30 克，透骨草 15 克。水煎外洗，每日 1 剂。用于干性脂溢性脱发。(《皮肤病中医诊疗简编》)

■ 复方人参叶洗剂治脂溢性脱发

◎ 人参叶、鲜生姜各 30 克，白鲜皮、防风各 20 克，地肤子、土槿皮各 15 克，白芷 10 克。煎汤去渣，取温热药液内加米醋 200 毫升，外用洗头，每隔 3～5 天 1 次。共治脂溢性脱发 169 例，治愈 92 例，好转 38 例，无效 39 例。

■ 洋金花七味煎治脂溢性脱发

◎ 洋金花（干品）3～6 克，当归、玄参、菊花、川芎、黄柏、何首乌各 6～30 克，水煎 20 分钟，泡洗患病区，每日 1 次，每次 15 分钟或 1 小时。治疗脂溢性脱发 34 例，显效 16 例，有效 11 例，总有效率达 79.1%，洋金花能改善头皮血液循环，使毛发再生。

■ 防脱生发灵治脂溢性脱发

◎ 大黄 800 克，苦参、黄芪、何首乌各 400 克，用 75% 酒精 10 升浸泡 1 周，取其上清液，外涂患者处，每日 3 次。治疗脂溢性脱发总有效率 96%。

■ 脱发再生剂治脂溢性脱发

◎ 鲜侧柏叶 40 克，何首乌、白鲜皮、毛姜各 10 克，入 95% 酒精 2000 毫升中浸 2 周备用。外涂患处，每日 3 次。治疗脂溢性脱发 58 例，总有效率达 63.8%。

■ 四白生发搽剂治脂溢性脱发

◎ 白鲜皮、女贞子、侧柏叶、生山楂、猪苓、蔓荆子、益母草各 200 克，白及、白芷各 15 克，透骨草、辛夷各 100 克。上药粗粉碎，加 75% 酒精 20 升，浸泡 2 周后过滤备用。外涂患处，每日 3 次。用本方治脂溢性脱发 230 例，显效 76.1%，微效 11.3%。

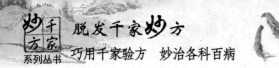

■ 复方百部酊治脂溢性皮炎伴脱发

◎　硫黄 20 克，雄黄 15 克，冰片 5 克，25% 百部酊 30 毫升，25% 蛇床子酊 30 毫升，软皂加至 1000 克，香精适量。

[制法] ①加适量水（约 200 毫升）于软皂中，加温使之溶为均匀的稀糊状物；②研细硫黄和雄黄，分别加入熔化的软皂中并搅拌均匀；③将冰片溶于百部酊和蛇床子酊中，在不断搅拌下逐渐滴加于上述放置稍冷的混合物中；④最后加入香精适量，继续搅拌冷却至半固体状，分装即得。

[用法] ①将头发淋湿，涂适量（4～5 克）上药于头发，反复搓揉 10～20 分钟，使其与头发充分接触作用后，用清水冲洗干净。②对皮肤瘙痒患者，可在洗澡时以药涂洗患处，待 20 分钟后以清水洗净。③每周用药 1～2 次。功效：清热解毒，祛风止痒。主治：脂溢性皮炎伴脱发、皮肤瘙痒症。

按：方用升华硫黄、雄黄、冰片清热解毒；百部酊、蛇床子酊祛风杀虫止痒；软皂消炎解毒。合而用之，共奏清热解毒，祛风止痒之功。多年应用，疗效满意。一般用药 2～3 次即愈，较

顽固者 5 ～ 6 次可愈。（《程氏医学笔记》）

■ 复方桑白皮酊治脂溢性脱发

◎ 桑白皮 100 克，生姜、枸杞子、黄芪、何首乌、花椒、红花各 10 克，入 75% 酒精 2000 毫升中浸 1 周备用。外涂患处，每日 3 次。

按：治疗脂溢性脱发的酊剂很多，可供选用的还有 10% 斑蝥酊，或 10% 辣椒酊，或 15% 冬虫夏草酒，或 25% 川椒酊等外搽患处，每日数次。

■ 银耳鹌鹑蛋治脂溢性脱发

◎ 银耳 15 克，鹌鹑蛋 10 只，冰糖少许。用法：将银耳择洗清洁，上笼蒸约 60 分钟，将鹌鹑蛋用冷水煮熟，剥去皮。用小铝锅加清水和冰糖煮沸，糖溶，放入银耳、鹌鹑蛋稍煮片刻，撇去浮沫，盛入碗内即成。隔日 1 剂。主治：脂溢性脱发。（民间方）

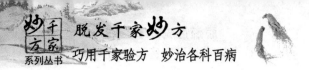
■ 枸杞黑芝麻粥治脂溢性脱发

◎ 黑芝麻 30 克，粳米 100 克，枸杞子 10 克。以上三味共煮粥。具有补肝肾，益气血功效。适用于头发早白、脱发及阴虚燥热便秘者。

■ 黑豆核桃桑椹粥治脂溢性脱发

◎ 红枣 5 枚，核桃仁、桑椹子各 10 克，黑大豆 30 克，粳米 50 克。同煮粥食，每日 1 剂。可连续食用。适用于肾亏血虚所致的脂溢性脱发。

■ 菠菜黑芝麻酸枣仁粥治脂溢性脱发

◎ 菠菜（洗净切碎）100 克，黑芝麻 20 克，炒酸枣仁（研末）15 克，粳米 100 克。共煮粥，熟时调料食用。用于脂溢性脱发阴虚型，临床表现为：脱发，心烦躁热、心悸失眠、头晕眼花、腰膝酸软，大便秘结，舌质红，苔少，脉细数。

■ 芹菜黑豆汤治脂溢性脱发

◎ 芹菜 30 克，黑豆 30 克，桑椹子 20 克，山楂肉 15 克。水煎服，每日 2 次。适用于阴虚型脂溢性脱发，烦躁便秘、心悸失眠、头晕眼花、腰膝酸软，舌质红，苔少，脉细数。

■ 山楂荷叶粥治脂溢性脱发

◎ 山楂 60 克，荷叶 1 张，大米适量。用法：先将前二者水煎取汁，调入大米内煮粥即可，逐日 1 剂，早晚服食。主治：脂溢性脱发。（《药粥治百病》）

■ 槐花柏叶丹皮粥治脂溢性脱发

◎ 槐花 50 克，侧柏叶 15 克，牡丹皮 10 克，粳米 100 克，冰糖 30 克。将槐花、柏叶、丹皮加水煮 30 分钟去渣，再入粳米，待米半熟时入冰糖，至熟食用。每日 1 次，连服 10 日。主治：脂溢性脱发，血瘀夹热型脱发，头痛头胀，面赤烦热，或面色黯晦，舌质黯红或有瘀点，脉沉细而涩或细数。

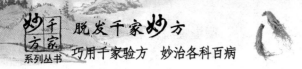
■ 桃仁川芎黑豆汤治脂溢性脱发

◎ 桃仁 10 克，川芎 10 克，黑豆 20 克，将桃仁打碎，川芎用纱布包裹和黑豆一起水煎煮熟，加适量冰糖，饮汤食豆。每日 1 ～ 2 次。主治：脂溢性脱发血瘀型。症见：脱发，头痛，面色黯晦，舌质黯红或有瘀点，脉沉细或细涩。

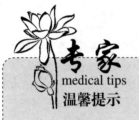

专家

medical tips

温馨提示

防治脂溢性脱发须注重自我调护

脂溢性脱发患者的头发一般都很油腻。其特点：发丝油腻，洗发翌日，发根已出现油垢，头皮如厚鳞片般积聚在发根，容易头痒。由于皮脂分泌过多，头发油腻，大多与激素分泌紊乱、遗传、精神压力大、过度梳理以及经常进食高脂食物有关，这些因素可使油脂分泌增加。发丝细者，油性头发的可能性较大，这是因为每一根细发的圆周较小，单位面积上的毛囊较多，皮脂腺同样增多，故分泌皮脂也多。

◇ **重视脂溢性脱发的饮食护理**

多食蛋白质高、维生素含量丰富的食物，如奶类、蛋类、瘦肉、鱼、豆制品、海产类、新鲜的蔬菜、水果等。油性分泌多者多食一些粗纤维食品与杂粮，平素常食山楂、草莓之类，对控制头发的油腻感颇多裨益。应限制脂肪饮食的摄入，如肥肉、猪油、动物内脏等，并少吃糖类食物，勿进浓茶，不吃辣椒、生蒜等刺激性食物。

◇ **注意补充维生素**

维生素 A 对维持上皮组织的正常功能和结构的完整，促进生长发育起着重要作用。常食用丰富的维生素 A 食物如胡萝卜、菠菜、小油菜、韭菜、芹菜、苋菜、杏等，将对脂溢性脱发起到一定效果。维生素 B_6 对于调节脂质的代谢、抗皮脂、刺激毛发再生均有一定的功能。含有丰富维生素 B_6 的食物有马铃薯、蚕豆、青鱼、橘子、芝麻等。

◇ **正确护理可以预防脂溢性脱发**

头发养护的目的在于维护头发的健康，同时可以克服头皮屑或掉发等。头发的清洁是发质健康的基础，而正确的洗涤方法是养护头发的重要因素。干性发质者皮脂分泌量少，洗发周期可略长，一般 3～4 天洗

1次；油性发质者皮脂分泌多，洗发周期略短，一般1～2天洗1次；中性发质者皮脂分泌量适中，一般2～3天洗1次。干性发质者选择温和营养性的洗发护发用品，油性发质者选择去污力略强的洗发用品。

◇　正确的洗涤方法

包括以下几个步骤：梳头发、清水洗头发、洗发液洗头发、使用护发素、用干毛巾吸干头发上的水分。

◇　注重护理发丝

每日按摩头皮10～15分钟，可促进血液循环，供给表皮营养，促进皮脂腺、汗腺的分泌。洗发后用少量橄榄油。中性发质者10～15天上油1次，每周做3～4次头皮按摩，每次10～15分钟，洗发后用少量护发乳。

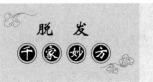

斑秃千家妙方

　　人的头发像庄稼一样，需要营养灌溉才能茁壮生长，古医籍说："发为血之余"，从头发生长状况可以看出气血盛衰状况。例如有人患了严重贫血，他的头发往往就像庄稼缺少肥料一样，变得细软无力或枯黄憔悴，非常容易脱落。一个平素健康的人，一夜工夫头发像连根拔掉一样脱落一片，于是民间就传出了"鬼剃头""鬼舐头"的说法，这显然是毫无科学依据的。这种现象称为"斑秃"。为什么会发生呢？斑秃是脱发的一种，它既与上述因素相关，又有其他较多的致病因素。斑秃发病除少数与慢性病有关外，其余皆与神经精神因素有关。

　　斑秃属中医"油风"的范畴。《诸病源候论》记载："人有风邪，在于头，有偏虚处，则发秃落，肌肉枯死，或如钱大或如指大。发不生，亦不痒，故谓之鬼舐头。"认为人的头部先天有皮腠虚弱，则风邪易袭偏虚处，引起部分头发脱落，造成斑秃。又如《外科

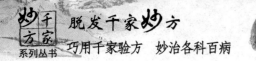

正宗》记载："油风乃血虚不能随气荣养肌肤，故毛发根空，脱落成片……此皆血热乘虚攻注而然"。《外科大成》曰："油风则毛发成片脱落，皮肤光亮，痒如虫行者是也，由风热乘虚攻注，血不能荣养所致"。《医宗金鉴》中称油风为"毛孔风袭致伤血"。因此，中医多认为斑秃与肝肾不足、精血亏损及风盛血热等相关。

中医治疗应分清虚实，即肾虚、血虚、血热或血瘀，在辨证论治原则指导下，分别采用补肾、养血、凉血、活血等不同治法。遵循"虚则补之，实则泻之"的原则，实证以清以通为主，虚证以补以养为要，使肾气足，则毛发光泽，精血充则发根坚固；血热清则血循其经，血瘀祛则新血易生，毛发得以滋养而不脱。局部治疗的主要目的是刺激局部充血，改善局部血液循环，促进毛发生长。

■ 神应养真丹加味方治斑秃

◎ 全当归、川芎、白芍，熟地黄，菟丝子、羌活、天麻、木瓜、生何首乌各120克，大黄60克，酸枣仁50克。诸药烘干，研成细粉，蜂蜜1250克，为丸，每丸重10克，每次1丸，1日3次。服药1

料为1个疗程。主治：块状斑秃、湿性脂溢性脱发、干性脂溢性脱发，所有病例均伴有不同程度的心烦失眠，性情急躁，大便干结等症状。

按：神应养真丹源出《三因极一病证方论》。处方组成为羌活、天麻、当归、白芍、川芎、熟地黄（《外科正宗》加木瓜、菟丝子）各等份为末，为蜜丸如梧桐子大。每次10克，每日2次，饭后温酒或盐汤送下。具有滋肝补肾，活血祛风，养血生发之功效。适用于肝、肾、血虚而有瘀血在内，风邪外袭以致风盛血燥，不能荣养的脱发症。在内服丸药的同时，配用梅艾汤（蕲艾、菊花、藁本、蔓荆子、防风、薄荷、荆芥、藿香、甘松各6克），加水煎数滚，先将热气熏头面，候汤稍温，用布蘸洗，每日2次。1剂用4天后再换新药。

■ 加减美髯汤治斑秃

◎ 何首乌30克，当归30克，杭白芍12克，鱼鳔胶（烊化）9克，菟丝子10克，补骨脂9克，枸杞子10克，牛膝10克，赭石6克，淡竹叶9克，连翘心4.5克，炙甘草6克。水煎服，每日1剂。（《千家妙方》下册。宛新挣经验方）

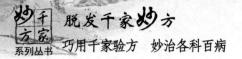
按：据宛新挣介绍，用加减美髯汤作为基本方治疗斑秃近 6 年中，治疗 42 例，均获得满意效果。一般连续服药 20 ～ 30 剂即获显效。

■ 茯苓粉治斑秃

◎ 白茯苓 500 克，生姜适量。先将茯苓研为细末（或由药店代加工），装瓶密封保存，每次服 5 ～ 10 克，每日 2 次，温开水送下，应坚持用药以发根生出为度。另取生姜切开，用新鲜切面擦斑秃部位，每日 3 ～ 5 次，可刺激患处早生毛发。

按：本方源自《岳美中医案集》。此方重用茯苓，以行健脾利湿之功。治疗脾虚水湿上泛之斑秃。茯苓是扶正固本的药物。《本草纲目》37 卷记载，茯苓能"调营而理卫""善能断谷不饥"，说明其具有补虚损，延年益寿之功，现代药理实验证明它具有调节神经系统和提高机体免疫功能，因此推测其治疗斑秃可能是通过增强机体免疫功能，而达到治疗效果的。近代有人通过实验证明，茯苓多糖能显著提高实验动物腹腔巨噬细胞吞噬能力，激活 T 淋巴细胞和 B 淋巴细胞，并有一定的增强免疫功能的作用，常用茯苓 500 ～ 1000 克，研细末，每服 6 克，白开水送服，每日2次，连续服用；或睡前煎服10克。用茯苓10克，补骨脂25克，墨旱莲25克，水煎服，每日1剂，治斑秃、脱发有良效。

■ 加味养血生发汤治斑秃

◎ 生地黄15克，熟地黄15克，鸡血藤15克，何首乌藤15克，生黄芪30克，川芎9克，白芍15克，明天麻6克，冬虫夏草6克，墨旱莲9克，桑椹15克，木瓜6克。用法：水煎服，每日1剂，日服2次。功效：滋补肝肾，养血生发。适用于肝肾不足，血虚斑秃。（《赵炳南临床经验集》）

■ 苣胜子方治斑秃

◎ 苣胜子9克，黑芝麻9克，桑椹子9克，川芎9克，酒当归9克，甘草9克，菟丝子12克，何首乌12克，白芍12克，炒白术15克，木瓜6克。用法：水煎服，每日1剂，日服2次。功效：滋阴补血，乌须生发。适用于肝肾亏虚，血虚失养之斑秃。（《赵炳南临床经验集》）

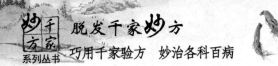

■ 八宝生发散治斑秃

◎ 熟地黄、制何首乌、当归、枸杞子、侧柏叶、黄精、黑芝麻、山茱萸各 50 克。上药共研细末，过 90 ～ 120 目筛，贮瓶备用。用法：每次口服 10 克，每日 3 次，同时脱发区头皮下注射泼尼松（强的松），每次 5 毫克，隔日 1 次。共用 10 次。加减：风热血燥去熟地黄加牡丹皮 15 ～ 20 克，川芎 12 ～ 15 克；气滞血瘀加红花 12 ～ 15 克，川芎 12 ～ 15 克；皮肤瘙痒加苦参 15 ～ 30 克，地肤子 15 ～ 30 克。服药期间少食辛甘肥厚之品，多食水果蔬菜。（《陕西中医学院学报》1997 年第 3 期）

■ 常青方治斑秃

◎ 淫羊藿、菟丝子、紫草、生地黄、蝉蜕、辛夷花、当归各 10 克，何首乌藤 20 克，葛根 12 克。用本方制成糖浆 500 毫升，每次 50 毫升，日服 3 次。主治：脂溢性脱发、斑秃。有报道，用本方治疗斑秃（包括全秃）2 例，基本治愈，一般服药 4 周即可见效。（《湖北中医杂志》1985 年第 3 期）

按：据报道，用本方治疗脂溢性脱发、斑秃 60 例中，男 51 例，女 9 例，病程 2 个月至 24 年。其中脂溢性脱发 39 例，斑秃（包括全秃）21 例。以服药 4 周判定疗效。结果：毛发生长良好，色黑而有光泽，1 ~ 2 年未见复发为治愈共 59 例，无效 1 例。

■ 清燥救肺汤治斑秃

◎ 人参（另炖）5 克，甘草 5 克，枇杷叶 6 克，麦冬 10 克，石膏 15 克，桑叶 9 克，阿胶（烊化）6 克，亚麻子 9 克，杏仁 9 克。加减：头痛者加菊花 9 克；便秘者以亚麻子易火麻仁 12 克，并加郁李仁 9 克。用法：水煎服，每日 1 剂。

按：肺主皮毛，肺败则皮毛先绝。肺位最高，为脏之华盖，主一身之气，肺气旺，则能助津液营血的宣发与输布，内则荣养脏腑，外则润肌肤皮毛和毛窍，若肺损则会变生诸证，其中毛发稀少、枯黄或花白脱落，就是最多见的外证之一。罗才盛从肺主皮毛的理论出发，以清燥救肺汤加减治疗斑秃 38 例，痊愈 31 例，好转 7 例。

【病案举例】刘某，男，37 岁。工人。1987 年 9 月 28 日就诊。

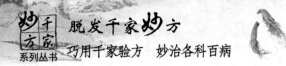

患者于 1 个月前开始发热恶寒、头痛干咳，咽干口燥、肤热心烦，体倦，继而毛发片状脱落，呈斑秃样，大便干燥、口唇鲜红。舌苔薄白、脉浮细数。证属燥热伤肺，毛发失荣。治以清燥润肺。方选清燥救肺汤：太子参 12 克，甘草 5 克，枇杷叶 6 克，麦冬 12 克，阿胶 6 克，杏仁 8 克，石膏 15 克，桑叶 6 克，火麻仁 12 克，川贝母 5 克。水煎服，每日 1 剂。服药 10 剂后咳嗽止，毛发停脱。

（《湖南中医杂志》1989 年第 2 期）

■ 何首乌生发饮治斑秃

◎　熟地黄、何首乌、玄参、黑芝麻各 30 克，山药、白芍各 20 克，女贞子、墨旱莲、山茱萸、当归、补骨脂各 15 克，五味子 10 克。用法：每日 1 剂，水煎分 3 次口服。加减：伴口渴，心烦失眠，舌质红少苔，脉细数者，加生地黄 20 克，远志、栀子各 10 克；伴大便秘结，腹满，纳差者，加大黄（后下）、焦三仙各 15 克，黄连、槟榔各 10 克；腰膝酸软较甚者，加川续断、寄生、狗脊各 15 克；伴见小便频数，尿频、尿黄或尿赤者加白茅根 30 克，竹叶 6 克，栀子 10 克。功效：滋阴补肾，行气活血。主治斑秃。

口服生发饮同时配合外用搽剂。配方如下：硫黄、补骨脂、生姜丝各 60 克，辣椒（碎）3 个，铁锈末 90 克。将上述比例药物放入广口瓶中加白酒 500 毫升，密封 7 天后过滤液外搽。每天 2～3 次，每次用旧牙刷蘸搽剂反复涂搽 2～3 分钟。1 个月为 1 个疗程。（《四川中医》1995 年第 6 期）

按：斑秃多由肝肾不足，精血亏少以致不能濡养皮肤，又遇风邪侵入，发失所养而致。生发饮中熟地黄、何首乌、女贞子、墨旱莲、黑芝麻、五味子、玄参七味药均为黑色，富含铁质，乌须发；熟地黄补血滋阴；山药补益脾肺肾；何首乌补肝肾，益精血；白芍补血敛阴；女贞子补益肝肾；墨旱莲补益肝肾，凉血止血；山茱萸补益肝肾；五味子滋肾涩精，宁心安神；当归养血活血。外用搽剂可刺激局部毛囊，促使毛发生长。因此，内服加外用相互配合共起佳效。据报道，用本方共治疗 50 例斑秃患者，其中男 20 例，女 30 例；病程 2 天至 5 个月。结果：痊愈（患部长出的新发与健康毛发相同）42 例；显效（脱发处长出的新发稀疏）6 例；无效（治疗后脱发处未见改善）2 例。总有效率 96%。

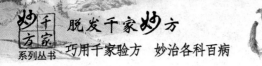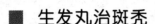
■ 生发丸治斑秃

验方 1　养血生发丸

◎ 当归、熟地黄、白芍、何首乌、鸡血藤、血余炭、枸杞子、墨旱莲、牛膝、木瓜各 30 克，菟丝子 20 克，川芎 12 克，女贞子、羌活各 15 克，桑椹子 60 克。共为细末，水泛为丸。每次 6～9 克，每日 2 次，淡盐水送服。

验方 2　益肾生发丸

◎ 杜仲、枸杞子、白蔻仁各 10 克，女贞子、当归各 15 克，侧柏叶 30 克。共为细末，水泛为丸。每次 6～9 克，每日 2 次，淡盐水送服。

■ 生发 2 号丸治斑秃

◎ 干地黄 60 克，山药 60 克，枸杞子 60 克，女贞子 60 克，桑椹子 60 克，神曲 30 克，蚕沙 30 克。用法：上为细末，炼蜜为丸，每丸重 9 克，早晚各服 1 丸。功效：滋肝益肾，凉血消风。主治：

斑秃。(《朱仁康临床经验集》)

按：本方均为滋补肝肾之品，佐以蚕沙祛风燥湿；恐其服滋腻伤胃，故用神曲助运，使其补而不滞。本方适宜于因七情（忧、思、惊、恐）而伤肝肾，致风从内生，头发突然脱落之症。

■ 乌发丸治斑秃

◎ 当归 90 克，黑芝麻 90 克，女贞子 60 克，墨旱莲 60 克，桑椹子 60 克，侧柏叶 60 克。上为细末，炼蜜为丸，每丸重 9 克。服法：每日早服 1 丸，晚服 1 丸，开水送下。功效：血清热，滋肝益肾。主治：青少年白发、斑秃。(《朱仁康临床经验集》)

按：方中当归养血；黑芝麻滋肝肾、乌须发；女贞子、墨旱莲、桑椹、侧柏叶滋肾阴，清血热。用于青少年由于血热所致的白发、斑秃，舌质红绛之证。

■ 四物二至加味汤治斑秃

◎ 生地黄 15 克，当归 9 克，灵磁石 30 克，砂仁 6 克，熟地黄 15 克，川芎 6 克，墨旱莲 15 克，桑椹子 15 克，白芍 12 克，

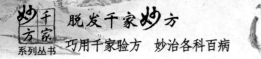
制何首乌 15 克，朱茯神 15 克，木瓜 9 克，黄精 15 克。用法：水煎服，每日 1 剂，日服 2 次。功效：补肾荣发，养血宁心。主治：心肾不足，血不荣发之斑秃。（董国权经验方）

■ 秘传治秃方治斑秃

◎ 天麻 200 克，金樱子 200 克，女贞子 200 克，黄芪 200 克，当归 200 克，熟地黄 200 克，制何首乌 300 克，黑芝麻 200 克，黑豆 200 克，蜜糖 1000 克。除蜜糖外，余药在药店打碎成粉，每天 2 汤勺药粉，2 汤勺蜜糖一起用开水冲服，连药渣一起吃下。功效：滋肝补肾，养血，益气养容，活血生发。此方一般坚持吃 3 付，落发处就会长出头发来。每天坚持用温水洗头效果更好更快。（民间秘验方）

■ 内外合治法治斑秃

验方 1　加味四物汤合补骨脂酊

◎ 内服加味四物汤：当归、白芍、赤芍、生地黄、熟地黄、川芎、丹参、何首乌各 15 克，每日 1 剂，早晚煎服。外用补骨脂酊：补骨脂 150 克，浸入 75％酒精 500 毫升中，待 1 周后以此药涂擦患处，每日 1～3 次，连用 2 个月。疗效：共治斑秃 57 例，其中全秃 8 例，有效率达 91.33％。（《吉林中医药》1996 年第 2 期）。

按：外治利于局部药液吸收生效，内服药物重在调整机体平衡，标本兼治。近年来，不少学者根据清代外治大师吴师机中药内服与外用功效一致的理论，倾向于内外合治的方法以提高疗效。

验方 2　异功散加味方合异功斑蝥酊

◎ 异功散加味：黄芪 45 克，陈皮 6 克，甘草 9 克，党参 15 克，白术 12 克，茯苓 12 克，每日 1 剂，水煎，饭前 1 小时服。外治方：本方 2～3 剂药量加 50％酒精 1000 毫升，浸泡 1 周后滤取药液。每 70 毫升药液加 50％斑蝥酊 30 毫升，擦患处，每日 2 次，用 30～45 日。疗效：治疗斑秃 50 例，治愈 41 例，好转 5 例，无效 1 例，总有效率 92％。（《河北中医》1998 年第 1 期）

验方 3　生发饮合生发酊

◎ 内服生发饮方：当归、制何首乌、桑椹、女贞子、墨旱莲、郁金、枳壳各 12 克，黄芪、丹参各 15 克，远志、丝瓜络各 9 克，

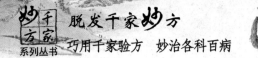
升麻 6 克。水煎服,每日 1 剂。生发酊:生何首乌、补骨脂各 200 克,干姜、红花、川芎、桂皮、蛇床子各 100 克,切碎加 75％酒精 3000 毫升,浸泡 10 日后过滤。用药 3 个月。疗效:内服生发饮,外用生发酊治疗斑秃 126 例,有效率高达 99.20％。(《云南中医中药杂志》1997 年第 4 期)

验方 4　生发汤合生发膏

◎　内服生发汤:何首乌 30 克,人参(炖服)、炙黄芪、白芍、秦皮、当归各 15 克,丹参 12 克,白术、柴胡、川芎各 10 克,蜈蚣(吞服)1 条,甘草 5 克。水煎服,1 日服 3 次,2 日 1 剂。外搽生发膏即生姜汁调生草乌粉如稀糊状,涂搽病灶,每日 1 次。疗效:治疗 32 例斑秃,总治愈率为 96.87％。(《四川中医》1998 年第 5 期)

验方 5　生发汤合斑蝥酊

◎　内服生发汤:生地黄、熟地黄、枸杞子、制何首乌各 15 克,墨旱莲、女贞子、天麻、刺蒺藜、侧柏叶、菟丝子各 10 克,川芎、菊花各 6 克,每日 1 剂,分早晚服。外涂斑蝥酊:斑蝥 8 只,毛姜、冬虫夏草各 15 克，浸入 200 毫升酒精中，经常摇晃，15 天后外涂患处，3～4 次。疗效：治疗 32 例斑秃，有效率 100%（《安徽中医学院学报》1997 年第 1 期）。

■ 局部刺激治斑秃

◎ 每天晚上临睡前用手指搔抓患处头皮约 5 分钟，直到局部感到发热为止，有助于局部血液循环，促进毛发新生。或用梅花针轻轻叩击患处。

■ 便方外搽治斑秃

◎ 外搽药可选生姜汁、10% 樟脑酊、花椒酊（花椒 125 克，浸于 75% 酒精 500 毫升中，24 小时后即可用）等。也可用中药毛姜，蘸烧酒，局部用力摩擦，每日 1～2 次。若发于夏天，还可用红瓤西瓜皮反复擦拭患处头皮。

■ 斑蝥骨碎补酊治斑秃

◎ 斑蝥 7 克，骨碎补、补骨脂各 12 克，鲜侧柏叶 30 克。上

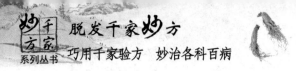
药切碎,泡入 75% 的酒精或普通白酒 500 毫升中,1 周后外搽患处,以患处皮肤微红为度。(《中医临床备要·基本篇》)

■ 双花樟脑酊治斑秃

◎ 芝麻花、鸡冠花各 60 克,樟脑 1.5 克,白酒 500 毫升。将芝麻花,鸡冠花撕碎。然后浸泡入酒内密封,15 日后过滤,再将樟脑入药酒中,使之溶化,备用。以药棉蘸药酒,涂搽脱发区,每日搽 3～4 次。适用于神经性脱发。(《百病外治 500 问》)

■ 斑秃生发灵治斑秃

◎ 黑芝麻 50 克,何首乌 30 克,桑椹 20 克,95% 酒精 1000 毫升。制作方法:将上药用纱布袋包扎,在 95% 酒精中浸泡 20 天;过滤药液,加入 10% 斑蝥酊 100 毫升,10% 花椒酊 500 毫升,充分溶合后,再加入少量 5% 蓖麻油,搅匀即可。用法：外用。用棉球蘸药酒涂擦患处,每日 2 次。用于治疗各种原因引起的斑秃。(《中医治验·偏方秘方大全》)

■ 生发灵搽剂治斑秃

◎ 补骨脂 20 克，墨旱莲 10 克，斑蝥 2 个，红花 5 克，花椒 10 克，干姜 10 克，70% 酒精 200 毫升，浸泡 1 周，外搽患处，每日 3 次。（《百病外治 500 问》）

■ 斑秃搽剂治斑秃

◎ 红花 60 克，干姜 90 克，当归、赤芍、生地黄、侧柏叶各 100 克，将上药切碎放入 75% 酒精 3000 毫升中密封浸泡 10 天后备用，每日搽患处 3 ～ 4 次，治疗各型斑秃。（《百病外治 500 问》）

■ 羊踯躅酒治斑秃

验方 1　羊踯躅骨碎补花椒酒

◎ 羊踯躅 15 克，骨碎补 15 克，川花椒 30 克，高粱酒 250 毫升。将诸药浸入高粱酒中，7 日后即可启用。用法：涂药前，最好先用老姜切成平面擦患处，待擦至皮肤有刺痛感时再涂擦药酒，每日早、晚各 1 次。（《中草药外治验方选》）

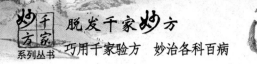

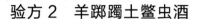

验方 2　羊踯躅土鳖虫酒

◎　羊踯躅花 9 克，土鳖虫 9 克，高粱酒 150 毫升。将前二药研碎，浸入酒中，浸泡 10 天后启用。用法：先用骨碎补切片擦患处，擦至皮肤有微刺痛感时再涂擦药酒，每日早、晚各 1 次。(《中草药外治验方选》)

■ 柏叶酊治斑秃

◎　鲜侧柏叶 100 克，加入 75% 酒精 250 毫升中浸泡 1 周后备用。每次梅花针叩击后，用药棉蘸柏叶酊外搽，每天 2 次，10 次为 1 个疗程。梅花针叩击具有活血通络，祛瘀生新的作用；侧柏叶微寒，有活血养血、凉血止血、生肌之功效，其主要成分为蒎烯、丁香油及维生素 C 等。二法合用，疗效好而无毒副作用。(《中医诊治 100 病》)

■ 斑槿酒治斑秃

◎　斑蝥 9 只，紫槿皮 30 克，樟脑 12 克，白酒 200 毫升，浸泡 2 周后即可外搽局部。(《酒文化与养生药酒》)

■ 柏叶辣椒酊治斑秃

◎ 鲜柏叶 50 克，红辣椒 10 枚，75% 酒精 500 毫升，共入瓶密封半个月后，每天涂擦患处 5 ～ 7 次。本方对儿童效果更好。(民间验方)

■ 生发酊治斑秃

验方 1　陆氏生发酊

◎ 陆文生用生发酊（鲜侧柏叶 350 克，丹参 100 克，桂枝 100 克，生姜、葱各 60 克，生半夏 80 克，蛇床子 40 克，明矾 10 克，泡入酒精 6000 毫升）外搽患处，治疗 30 例斑秃，有效率为 76.7%。(《常见病防治有问必答》)

验方 2　肖氏生发酊

◎ 肖洪义将补骨脂 25 克、墨旱莲 25 克，加入 75% 酒精 200 毫升中，浸泡 1 周后外搽患处，治疗 8 例斑秃均获痊愈。(《家庭用药有问必答》)

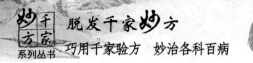

验方3 唐氏生发酊

◎ 唐庆恩采用人参叶、侧柏叶、毛姜、白鲜皮各12克，高粱酒500毫升浸渍1周，每天3～4次，轻擦斑秃区；还有人用夹竹桃叶研粉配成10%酊剂外涂，均获满意疗效。（《百病外治500问》）

验方4 骨碎补洋金花酒

◎ 取新鲜骨碎补（干品酌减）30克，洋金花9克，浸泡在白酒200毫升中，7日后即可用棉签蘸擦患处，轻者2周内即可痊愈。（《小病自疗指南》）

■ 金银花酒治斑秃

◎ 金银花100克，白酒（平常喝的二锅头即可）500毫升。将金银花泡到酒中，1周后待酒色呈棕黄色即可使用。使用时，先用鲜生姜片擦脱发的地方，反复擦3～4次，然后用纱布块蘸药酒擦患处约2～3分钟，以斑秃处皮肤发红为宜，每日擦洗2～3次。（《乡医之家》蒲昭和荐方）

按：中医认为，斑秃常与情志不舒、血热有关。精神紧张、忧郁可使气血失合，运行不畅，不能养发则易脱落；血热内盛，热盛生风，"风动叶落"，也会引起脱发。治疗以清热凉血、活血祛风为主，中药外治也是治疗斑秃的常用之法。

金银花性寒味甘，能清热解毒，善治各类疮、痈、疖肿等热毒壅盛之证。白酒有杀菌、活血的功效。生姜含姜辣素、姜烯油成分，有抗炎活血作用。先用姜片涂擦，有助促进头皮血液循环、活化毛囊组织，起到阻止脱发和刺激新发生长作用。

上方通过抗菌消炎、局部刺激，对于细菌或真菌感染引起的斑秃或许有些效果。但是否对大多数脱发有效，尚需进一步验证。

■ 二叶双骨酒治斑秃

◎ 鲜侧柏叶 30 克，霜桑叶 15 克，闹羊花 3 克，骨碎补 12 克，透骨草 10 克，皂角 3 克。研末，放入大口瓶中，用 75% 的酒精浸泡，酒精以没过药末为度，将瓶口密封，7 天后即可使用。用时以纱布滤出部分药液，用脱脂棉蘸之涂抹患处，每日 3 ～ 4 次，治愈为止。（《酒文化与养生药酒》）

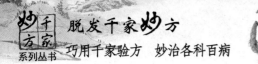

■ 三仁二仙膏涂擦治斑秃

◎ 核桃仁、香榧仁、白果仁各 30 克，鲜侧柏叶（摘去细枝）、鲜骨碎补（刮去毛叶）各 300 克。先将前 3 种果仁去净外衣，入石臼中杵烂如泥，再将鲜侧柏叶、鲜骨碎补加入同杵极烂，后用细夏布包扎如球状备用。用法：将药球在火上烘热擦患处，每日早、晚各 1 次。通常于 1 剂药擦完后，毛发即可陆续长出。（《中草药外治验方选》）

■ 雄黄硫黄膏治斑秃

◎ 雄黄、硫黄、凤凰衣各 15 克，炮穿山甲珠（代）9 克，滑石粉 30 克，猪板油 30 克，猪苦胆 1 个。前 5 味药共研为细末，用猪板油、猪苦胆调和药末，捣烂如泥即成。用时纱布包好，搽抹患处，每日 2 ～ 3 次，连用 1 ～ 2 周。（《中医临床备要·基本篇》）

■ 生发滋荣散治斑秃

◎ 生姜皮（焙干）、人参等份，研成细末，鲜生姜切断，

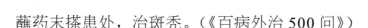

蘸药末搽患处，治斑秃。(《百病外治 500 问》)

■ 生发擦剂治斑秃

◎ 补骨脂、土槿皮、毛姜（即骨碎补，又名申姜）、生大黄、川楝子各 10 克，白鲜皮、百部、花椒、老姜、紫荆皮各 6 克，醋浸 1 周后取浸出液外搽患处，每日 3 次，用于斑秃。(《浙江中医杂志》1989 年第 3 期)

■ 花椒辣椒醋治斑秃

◎ 花椒、辣椒各 5 克，加入米醋 100 毫升浸泡。每天搽患处 2 ~ 3 次。(民间验方)

■ 黑豆茯苓膏治斑秃

◎ 黑豆 500 克，茯苓 500 克，蒲公英 60 克，冰糖 150 克。将黑豆、茯苓研成细末，蒲公英（纱布包）同入砂锅内，加水适量煮至糊状，去蒲公英药渣，加入冰糖，文火收膏，贮瓶冷藏备用。每日 3 次，每次 20 克，饭前空腹服食。主治：斑秃、脱发、脂溢

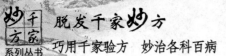
性皮炎。（民间验方）

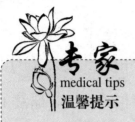

专家
medical tips
温馨提示

驱"鬼"防治"鬼剃头"

民间之"鬼剃头"，医学上称为"斑秃"。斑秃发病除少数与慢性病灶有关外，其余皆与神经精神因素有关。

轻型斑秃患者，仅头皮上有一处或几处圆形脱发，常不自知；重者，全身毛发可在短期内大部脱光，称为全秃。本病的病因不是十分明了，那么，是什么"鬼"在作祟呢？其实，只要仔细"盘问"，患者都不难"供出"那些"内鬼"或"外鬼"来，有时单"鬼"就能把头"剃"了，有时得群"鬼"同时作乱，才能得逞。

◇ "内鬼"作祟病根在自身

◎ 视力疲劳

常躺着读书、看报、熬夜，长时间上网、看电视，倘又伴有近视、远视、散光或老花等眼疾，加之眼镜配得不合适，就更加重了视力疲劳。这些情况能使脑神经反射性地引起头皮血管功能失调，导致脱发。

◎ 睡眠不佳

在斑秃的进展期，几乎全部患者都抱怨夜间梦多、噩梦连连。晚上睡不着、早上叫不醒，整日疲倦、头晕眼花。患者常服安眠药，初时有效，停后更重，有的出现严重的副作用。

◎ 性格因素

大多数患者性情急躁或脾气倔犟，争强好胜，常挑灯夜战到天明，动不动就"上火""生气"。个别性格内向的患者郁郁寡欢、出现轻重不一的神经症，自觉全身是病。一旦发现了斑秃，心情更是雪上加霜，进入恶性循环，一把一把地掉头发，终于变成全秃。

◇ "外鬼"作乱病因有多端

◎ 意外事故

如一位司机为躲险而导致交通事故，第三天出现了斑秃；一位商人在重要文件包丢失之后不久发病；一位姑娘在诊室被窃之后大哭一场，头发、眉毛、睫毛陆续脱光。

◎ 压力作怪

长期的精神刺激可使毛发逐步脱光，如环境嘈杂、任务繁重、学习紧张、人际关系复杂、官场斗争、失恋、婚变、疾病缠身等。

◎ 管教不当

这是儿童患斑秃的最常见原因。家长的溺爱娇惯或苛责打骂都是"为鬼作伥"，有时连3岁小儿也可发病。例如有的儿童被迫学琴学画，请多个家教，睡眠严重不足，而且稍有懈怠就严加责罚；有的儿童被惯得只要要求不能被满足，就撒娇、哭闹。

◇ 不药而愈驱"鬼"有妙招

"鬼"是否会"剃头"，因人而异。医生与患者若能细心探寻病因，共同驱"鬼"，斑秃往往能不药而愈。虽然新生的毛发难免又细又白，不过数月之后就会变粗、变黑，完全不留"鬼迹"。不过，年长者生出的白发也可能不再变黑。如何驱"鬼"防治斑秃，以下建议可供参考。

◎ 养成生活好习惯

不躺着看书、看报，不熬夜，少看电视，少上网，以防视力疲劳。工作或学习之处光线要适当，有屈光不正者要配戴或更换合适的眼镜，学会做眼保健操。

◎ 睡眠保健不可少

保证充足睡眠，避免长期服用安眠药。对失眠、噩梦采取坦然心态：偶尔失眠莫焦虑，烦扰心神更难眠；正视噩梦需调心，心地安然保安宁。法乎于自然，"鬼"岂奈我何？

◎ 培养良好人格情操

"人贵有自知之明"。应该知道自己的急性子、暴脾气对人对己都不利。虽说是"江山易改、秉性难移"，但能改多少改多少，为了驱"鬼"治病，也学着"大丈夫能屈能伸"吧。

◎ 莫为人生意外困扰

亡羊补牢，为时未晚，塞翁失马，焉知非福。诚然，还是应当尽力避免意外事件的发生，尽量压缩意外事故所造成的精神创伤。

◎ 把压力转变为动力

对付环境中的"鬼"，可用庄子的名言："若夫乘天地之正，而御六气之辨，以游无穷者，彼且恶乎待哉？"说的是：会乘天地间的纯正之气，驾驭六气变化的人是无所期待和焦虑的。

◎ 教育孩子宽严有度

家长不该对子女期待过高或过分娇纵。只要从溺爱和苛责的两极回到适度的关爱，他们的头发就会很快生长出来。何况家长改变态度，对自己也是很重要的。

此外，斑秃患者除保持心情舒畅，注意劳逸

结合外，平时要注意头发卫生，勿用碱性过强的肥皂洗头，避免烫发、染发，少用电吹风。饮食中要注意补充 B 族维生素和钙，适当配合西药安定（地西泮）、谷维素等，对调节神经系统功能也是有益的。树立治愈疾病的信心和耐心，坚持治疗。

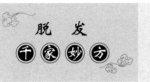

头癣脱发千家妙方

　　头癣是由真菌感染头皮和毛发引起的皮肤癣病，传染性大，根据其临床特点，可分黄癣、白癣及黑点癣三型。黄癣菌呈黄色，除去菌痂，其下显见轻微鲜红凹陷的萎缩性瘢痕，其上所残存少数毛发，且外表干燥混浊，失去光泽，易于拔除；病发参差不齐，干枯无光泽，如果治疗不及时，可导致永久性秃发。白癣者头皮可见散在分布的圆形灰白色鳞屑斑，炎症不显，毛发在距表皮 2 毫米处折断，易于拔除，瘙痒；黑点癣初起，头皮可见呈散在分布的点状红斑，发展为大小不等的圆形或不整形灰白色鳞屑斑，病变处头发高出头皮后即折断，远望如黑点，发内充满整齐排列的链状大孢子。本病相当于中医学"秃疮""额头疮""肥黏疮""白秃""蛀发癣"的范畴，治宜以清热化湿、祛风杀虫为主。

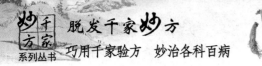

■ 复方土槿皮洗剂治小儿头癣

◎ 土槿皮、苦参、野菊花、生百部、蛇床子各30克，白矾、苍术各20克，雄黄10克。将上药加水2升，浸泡15分钟后，煮沸5～10分钟，待水温外洗患处，每次30分钟，每日2次，每剂药可洗2～3次。洗后涂克霉唑癣药水，每日2次。剃光头发，定期消毒枕巾、毛巾、帽子等。10日为1个疗程。治疗小儿头癣。（《陕西中医》1993年第9期）

■ 苦参茵陈外洗方治头癣

◎ 苦参100克，茵陈蒿60克，黄连15克，百部、明矾、硫黄粉、甘草各30克。将上药加水2升，煎30分钟，取液稍浓缩趁热洗头，至药液不热，用塑料帽罩头。每晚1次，次日用清水洗去药垢。2日1剂，7日为1个疗程。（《新疆中医药》1995年第3期）

■ 苦参大黄洗剂治头癣

◎ 苦参30克，大黄30克，花椒15克，地肤子15克，黄柏

15 克，黄连 10 克，白鲜皮 20 克。以上 7 味加 3000 毫升水，煎煮 15 ～ 20 分钟，去渣，温洗患处，每日 2 次，每次 15 ～ 20 分钟，连用 10 天为 1 个疗程。功效：解毒，燥湿，祛风。适用于头面癣。（《皮肤病千家妙方》）

■ 川楝子膏治秃疮

◎ 川楝子（剖开、去核、取肉、焙、存性）研极细末 15 克，用熟猪油腊（或凡士林）30 克，共调拌成糊状药膏。先将残余病发全部清除，再将脓血痂彻底洗净（用食盐水或明矾水均可），拭干后涂上药膏，用力擦头润透，每日清洗，每日换药。轻者 3 ～ 5 日即治愈，重者约半月治愈。（《中医杂志》1962 年第 9 期）

■ 食物外敷治头癣

验方 1　大蒜川椒膏

◎ 紫皮大蒜 100 克，花椒（去籽）25 克（制成粉），共捣烂如泥，装洁净瓶中备用。洗净患处，将药涂患处，用棉签反复摩擦，每日早、晚各敷 1 次。

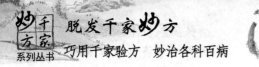

验方 2　蒜汁外涂方

◎　紫皮独头大蒜若干。去皮洗净，捣烂成浆，过滤取汁，患者剃头后，用温水肥皂洗头，揩干，由癣区四周向内涂搽大蒜汁，每日早、晚各 1 次，一般 7 ～ 10 天见效，40 天痊愈，15 天为 1 个疗程。功效：杀菌消毒。适用于头癣。

验方 3　豆腐麻油

◎　豆腐、麻油各适量。将豆腐蒸后煨干，研末，再与适量麻油调匀，涂敷患处。功效：清热解毒。适用于头癣、面部糠疹及体癣等。

验方 4　大蒜蓖麻油

◎　大蒜 50 克，蓖麻油或猪油适量。将大蒜捣成泥状，加蓖麻油或猪油调和，搽患处。功效：杀菌消毒。适用于头癣。

■　药膏外敷治头癣

验方 1　大蒜叶膏

◎　大蒜叶 30 克，羊毛脂 35 克，菜油黄蜡混合物 35 克；将菜油、

黄蜡、羊毛脂混合，徐徐加入大蒜汁，尽力搅匀，外搽，搽后带上帽子防搔抓。（《常见皮肤病中医治疗简编》）

验方 2　戊油膏

◎　番木鳖子不拘多少，用油煎枯，去木鳖子加轻粉 3 份、枯矾 1 份，调成糊状外搽。（《外科启玄》）

验方 3　雄柳膏

◎　雄黄 20 克，水杨酸 10 克，氧化锌 10 克，凡士林加水 100 毫升调匀成膏，外搽患处。（《中西结合治疗常见皮肤病》）

验方 4　肥油膏

◎　番木鳖 18 克，当归 12 克，藜芦 12 克，黄柏 9 克，苦参 9 克，苦杏仁 9 克，狼毒 9 克，白附子 9 克，鲤鱼胆 2 个，香油 480 毫升，将药煎枯去渣，加入黄蜡 30 克，冷凝后即成。用时以布裹指头上，蘸膏搓擦。（《医宗金鉴》）

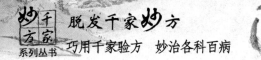
■ 药液涂擦治头癣

◎ 五倍子 30 克，水煎取汁，加入优质米醋 120 毫升，混匀，用棉签涂患处，1 日 3 次。连搽 3 日可见效。功效：杀菌消毒。适用于头癣。（《皮肤病中医治疗简编》）

◎ 生木鳖子适量。加水浸泡数天，再入锅煎煮，去渣，剃发后温洗头部。功效：解毒，消肿止痛。适用于头癣。（《皮肤病千家妙方》）

■ 药酒涂擦治头癣

验方 1　苦木酒

◎ 苦木（为苦木科苦木属中的一种）20 克，白酒 100 毫升，浸泡 1 周后外用，用于治疗脓癣。（《中医外科学》）

验方 2　毛姜闹羊花酒

◎ 鲜毛姜 15 克，闹羊花 6 克，白酒 90 毫升。以上 3 味共浸泡 10 天以上，去渣涂于患处，每日 2～3 次。功效：解毒杀虫，祛风止痒。适用于头癣。

■ 药油外擦治头癣

验方 1　蛋黄油硫黄膏

◎　蛋黄油半匙，硫磺 1.5 克，混匀，涂患处，1 日 2 ～ 3 次。（《皮肤病中医治疗简编》）

验方 2　油调苦楝子百部散

◎　苦楝子、百部各 15 克，研细末，植物油调搽。（《皮肤病千家妙方》）

验方 3　蜈蚣油

◎　活的大蜈蚣 3 条，植物油 60 毫升。将活的大蜈蚣放入植物油中浸泡 4 ～ 5 天，然后取油涂敷于患处，每日 3 次，连用 3 ～ 7 次见效。功效：解毒杀虫，驱风止痒。适用于头癣。（《常见皮肤病中医治疗简编》）

验方 4　油调蜂房蜈蚣散

◎　蜂房 1 个，蜈蚣 2 条，明矾适量。将明矾研末，放入蜂房

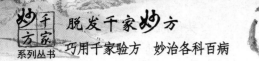

孔中，连同蜈蚣置瓦片上小火烤焦，共研细末，麻油调匀成糊状，敷于患处。功效：清热解毒杀虫。适用于头癣。（《皮肤病千家妙方》）

验方5　油调白矾散

◎　煅白矾30克，青矾（生用）30克，石硫黄（生用）15克，生石膏15克，食油脚（麻油、豆油、菜油等的沉淀物）120克。先将前四味药各研极细末，混合后加入食油脚中调匀，然后再在锅中蒸之即可。用棉棒蘸上药，搽于患处，每日2次。（《中医外科学》）

验方6　油调大皂散

◎　大皂荚、煅龟甲各9克，生苍术15克，共炒黑研末，麻油调搽。（《外科真诠》）

■　中药熏洗方治头癣

验方1　二黄煎

◎　黄柏、黄精适量（15～30克每服。用法：将上药煎成汤液，用药汁擦洗头皮。每次15分钟，每日3次。主治：白秃疮（头癣）炎症明显、分泌物多者。（《皮肤病千家妙方》）

验方 2　博落回明矾煎

◎　博落回 60 克，明矾 30 克。用法：上药水煎。先剃发，再以上药洗之。每日 1 次，共 7 天。治疗头黄癣、癞痢头。（《中药大辞典》）

验方 3　蛇床子汤

◎　蛇床子 60 克。用法：上药加水煎成汤液，待温度不热不凉时冲洗头部。每日 1 次。亦可于冲洗完毕后，再敷药膏。主治头癣、白秃疮。（《实用皮肤科学》）

验方 4　川椒麻叶汤

◎　淘米水 3 大碗，川椒 3 克，白矾 6 克，麻柳叶 1 把。用法：上药煎熬后熏洗头部。每日 1 ～ 2 次。功效：杀虫止痒。适用于头癣。（《文琢之中医外科经验论集》）

■ 民间小验方治头癣

验方 1　大蒜爆竹药

◎　生蒜头、爆竹药（做爆竹用的药）各适量。用法：摩擦患处，

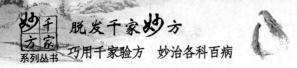
连搽几次。主治：头癣。

验方 2　槿皮地榆酒

◎　土槿皮末 30 克，地榆末 12 克，烧酒 500 毫升。用法：浸 7 天后，搽患处。主治：头癣。

验方 3　花生壳硫黄散

◎　花生壳灰、硫黄、冰片各适量，茶适量，茶油少许。用法：茶叶加适量水煎取浓汁。外洗患处，再将花生壳、冰片、硫黄共研为末，入茶油调成糊状，涂于已洗净的患处，每日 2 次，连续涂擦数日，以愈为度。主治：头癣。

验方 4　醋洗方

◎　醋 30 毫升。用法：醋放铁勺内烧开，洗癣处，每日 3 ～ 4 次。主治：落发癣。

验方 5　白矾酒

◎　白矾、酒适量。用法：白矾半生半煅，酒调之涂患处。主治：头癣、干湿头疮。

验方 6　蜈蚣油

◎　用大蜈蚣 1 条、盐 1 勺，菜油 150 毫升。将蜈蚣烘干，研细末，与盐同放油内浸 7 天，取油涂搽，治小儿秃疮，即效。

验方 7　偏方三则

◎　方一：治小儿秃疮，用白头翁根，捣敷患处。方二：用樟脑 3 克、花椒 6 克、芝麻 60 克，共研为末，涂搽患处。方三：小儿诸疮（秃疮、恶疮、蠼螋疮、浸淫疮等），用楝树皮或枝烧灰敷疮上。如是干疮，则用猪油调灰涂搽。

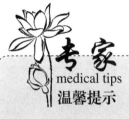
专家
medical tips
温馨提示

◇　**发现头癣患者，应采取适当的隔离措施**

例如患头癣的儿童暂时不应到幼儿园或小学校去，待完全治好后再恢复集体生活。在家中也应避免传染给家里人或其他儿童。同时对患者用过的帽子、头巾、枕巾、衣被等应采用日晒、开水煮烫等办法消毒。污染过的理发工具也要彻底消毒，可以煮沸消毒，也可置于密闭容器内用甲醛气体熏。带菌的毛发、鳞屑及痂皮等应用火烧毁。

◇ **加强易感者的保护**

对于头癣来说，每一个儿童都是易感者，所以头癣常在幼儿园或小学校园传播。预防头癣不是靠吃药，而是要加强宣传教育，使儿童养成良好的卫生习惯，并经常检查儿童的头部，如果发现可疑情况，应及时到医院诊治。

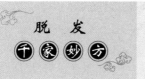

头虱脱发千家妙方

　　头虱寄生于头发部位，尤其是耳后发际及后头部，少数可寄生于胡须、眉毛和睫毛处。多见于卫生条件较差的妇女及儿童。头虱产卵于头发的基部，卵为白色，卵圆形，长约 0.5 毫米，固着于头发上，1 根头发上可有几个卵。头虱往往因阴虱通过接触感染引起，因此，防治头虱的同时治疗阴虱很关键。

　　头虱的主要症状是头皮会出现轻重不等的瘙痒，被吸处出现红斑、丘疹等损害。由于搔抓可引起表皮剥蚀、渗液及结痂，继发化脓感染甚至脓肿等，伴有局部淋巴结肿大。由于头皮上脓液、结痂、头皮屑及皮脂等和头发粘连一起，发出恶臭。头发失去光泽，头发断碎明显。如头皮结瘢，可导致永久性脱发。少数对头虱唾液腺分泌物过敏者可引起全身瘙痒，有的还可发生结膜炎。因此，治疗头虱刻不容缓。头虱主要由于直接接触而被感染，但也可通过间接接触如梳子、头巾、帽子等传染。头虱的治疗以局部治疗

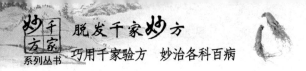
为主，杀灭了头虱，就能有效地防止头虱脱发的发生。

■ 百部酊治头虱

◎ 取百部 50 克，白酒 250 毫升。将百部切碎，浸入白酒中，密封 3 个昼夜。然后取药酒将患者头发全部揉匀湿透，再用布巾包裹束紧，2 小时后取下。每晚 1 次，连用 3 个晚上。对酒精过敏者慎用或禁用。在治疗的同时，将患者卧具、衣物及梳子等煮沸或曝晒 2 次。（《湖北中医杂志》1981 年第 5 期）

按：中药百部有杀虫止痒功效。试验证明，百部水浸液或乙醇浸液对蛲虫及头虱等均有灭杀作用。有人曾报道用此法治疗头虱 200 余例，效果满意。百部灭头虱有效且安全，值得在农村及街道社区推广。

■ 百部酒与食醋方治头虱

◎ 用好白酒、食醋各 500 毫升，百部 30 克，把白酒和百部放在瓶内浸泡 3 天备用。每斤百部酒能治疗 8 个人。用两个脸盆，一个装百部酒，一个装食醋，再拿两块大纱布，分别放在百部酒和食醋的脸盆里。取出百部酒纱布放在有头虱的人头上搓揉湿润，用塑料布包裹头部，取绷带布扎住，封闭15分钟以后，把塑料布打开，把在食醋里浸泡过的纱布放在头上揉湿润，再用塑料布包裹住头部，封闭15分钟。然后打开塑料布，用温热水清洗头部。这样基本就可以一次清除头虱了。

■ 百部煎治头虱瘙痒

◎ 百部30克，蛇床子、苦参、千里光、大枫子、黄柏、土茯苓、白鲜皮各20克，加水2000毫升，煎至1000毫升趁热先熏后洗，每次20～30分钟，每日1剂。局部外搽10%～20%硫黄软膏，每日外涂3～5次。

■ 治头虱剧烈瘙痒方

◎ 瘙痒剧烈者，可用中药苦参30克，百部30克，地肤子30克，艾叶30克，川椒10克，水煎外洗。每日2次，每次30分钟。

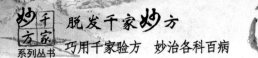
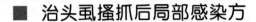
■ 治头虱搔抓后局部感染方

◎ 有皮肤感染者，可用中药野菊花 20 克，蒲公英 30 克，黄柏 30 克，百部 30 克，地榆 30 克，水煎外洗，每日 2 次，每次 30 分钟。

■ 治头虱合并湿疹方

◎ 合并有湿疹的患者，可用中药苦参 30 克，芒硝 30 克，白鲜皮 30 克，黄柏 30 克，鹤虱 30 克。水煎外洗，每日 2 次，每次 30 分钟。

■ 止痒酊配合硫黄樟脑软膏治头虱瘙痒

◎ 用止痒酊液（百部、蛇床子各 100 克，加 75% 酒精 800 毫升，浸泡 24 小时，滤过备用）配合硫黄樟脑软膏（硫黄 20 克，樟脑 3 克，凡士林 100 克，调匀备用）涂擦有良效。用法：每天早晚在头皮处反复轻涂止痒酊液，干后薄涂硫黄樟脑软膏，轻轻揉擦多次，力求均匀无遗漏，连用 7 天。

■ 民间单方、验方治头虱

验方 1 龙葵叶方

◎ 龙葵叶除蚤虱。用龙葵叶铺枕席下，次日头虱尽死。

验方 2 熏衣虱

◎ 百部、秦艽各适量，共研为末，烧烟熏衣，虱自落。或用百部、秦艽各 30 克，煮汤洗头亦可。

验方 3 铜青明矾散

◎ 头上生虱，用铜青、明矾各适量，共研细末，每次取适量药末揉入发内。

验方 4 银朱蜡油

◎ 头上生虱，用银朱和蜡烛油各等量，擦头，虱一夜死尽。

验方 5 银朱醋

◎ 头上生虱，用银朱 10 克，浸入 100 毫升食醋中，每天梳头时带药入发。又一治法：纸包银朱，烧着，用碗盖住。烟结碗内成垢，以茶水洗下，倒入头发中，再把头发包起来。第二天，头虱尽死。

验方6　百部醋

◎　用生百部30克，陈醋100毫升，煎制成30毫升左右即成。当夜深人静，蛲虫病患者肛门瘙痒时，注入直肠即可。由此及彼，笔者于是改用此方洗头治头虱，洗阴部治阴虱，均获良效。洗头时只需水煎百部取汁，加入陈醋即可。

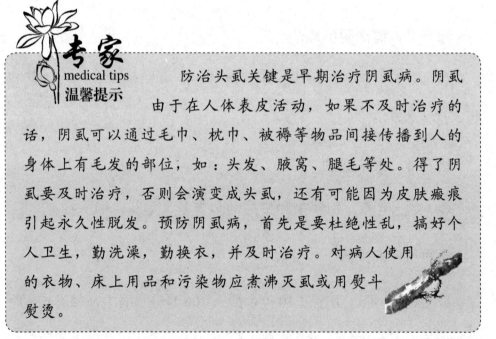

专家 medical tips 温馨提示　防治头虱关键是早期治疗阴虱病。阴虱由于在人体表皮活动，如果不及时治疗的话，阴虱可以通过毛巾、枕巾、被褥等物品间接传播到人的身体上有毛发的部位，如：头发、腋窝、腿毛等处。得了阴虱要及时治疗，否则会演变成头虱，还有可能因为皮肤瘢痕引起永久性脱发。预防阴虱病，首先是要杜绝性乱，搞好个人卫生，勤洗澡，勤换衣，并及时治疗。对病人使用的衣物、床上用品和污染物应煮沸灭虱或用熨斗熨烫。

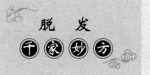

产后脱发千家妙方

产后脱发并非罕见，其发生率为 35% ～ 45%。事实上，有的妇女在生产 4 个月后会有掉发的现象，这是体内激素重新调整所引起。妊娠期延长了毛囊的休眠期，而产后就加速进入脱发期，这时如果精神上有大压力或是宝宝晚上哭闹不睡，就会发生大量脱发。

所谓产后脱发，并不是分娩后立即发生，一般常发生在产后 2 ～ 7 个月。其特征是发际线处脱发，使发际线后退和界线不清，太阳穴处的头发后退，整个头上的头发变稀。

中医认为本病主要是血虚肾精亏损所导致，精与血是互为资生的，精足则血旺，而毛发的滋养全依赖血，中医认为"发为血之余，血旺则发旺"，发的营养源于血，而发的生机则源于肾精，所以《素问·上古天真论》说，"女子七岁，齿更发长"，"男子八岁肾气实，发长齿更"。因此发为肾之外候，头发的生长与脱落，润泽与枯槁均与肾精的盛衰有着密切的关系。故有肾主骨生髓，其华在发之说。故产后肾精亏损，血气不足，发失所养，则导致大量脱发。

明·王肯堂《证治准绳》说："血盛则荣于发，则须发美；若气血虚弱，经脉虚竭，不能荣发，故须发脱落。"阴血充足，头发得以滋荣而美；气血虚，不能上荣于发，则头发易脱落。故中医治疗产后脱发，总不离补益气血之法。

■ 首乌养血生发汤治产后脱发

◎ 党参 20 克，何首乌 20 克，当归 10 克，茯苓 10 克，川芎 5 克，白芍 10 克，熟地黄 15 克，菟丝子 10 克，黑芝麻 15 克，黑豆 15 克。水煎服，每日 1 剂。功效：益气养血，补肝益肾。用于气血亏损，肾精不足型，表现为患者头发稀疏，面色萎黄，枯槁无华，身体消瘦，精神不振，舌苔淡白，脉细无力。

按：本方以养血生血之四物汤为主方，并加入益气补肾之党参、何首乌、菟丝子、茯苓等药，方中当归、熟地黄补血养阴，川芎、白芍养血柔肝，何首乌养血益精、乌须发，菟丝子补肾益精，茯苓健脾益气生血，再入黑芝麻、黑豆和白木耳强肾之效果，以上诸药之功效，共奏益气生血补肾之功能。

■ 养血生发汤治产后脱发

◎ 川芎 15 克，何首乌 15 克，薏苡仁 20 克，桑椹 30 克，黄精 15 克，川楝子 15 克，香橼皮 10 克，佛手 10 克，赤芍 10 克，牡丹皮 10 克，当归 10 克，白芍 15 克，白术 10 克，酸枣仁 15 克，夜交藤 10 克。水煎服，每日 1 剂。同时外用生姜涂搽脱发部位，每天数次，并用梅花针叩刺局部至皮肤微微出血为止。用此法调理 10 ～ 15 天。

■ 归芍首乌生发汤治产后脱发

◎ 当归 15 克，白芍 18 克，熟地黄 20 克，制何首乌 18 克，阿胶（烊化）10 克，天麻 9 克，菟丝子 18 克，丹参 18 克，木瓜 9 克，羌活 5 克。每日 1 剂，水煎分 3 次服用。中成药可用神应养真丹（每次 6 ～ 9 克，每日 2 次，温开水送服）。功效：益气养血、生发。适用于阴血亏虚型产后脱发。

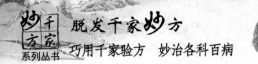

■ 四君子首乌黄芪汤治产后脱发

◎ 党参 12 克，黄芪 18 克，炒白术 10 克，云茯苓 18 克，陈皮 9 克，桂圆肉 10 克，炒酸枣仁 18 克，制何首乌 18 克，桑椹 9 克，当归 15 克，炙甘草 9 克，大枣 5 枚。每日 1 剂，水煎分 3 次服用。中成药可用归脾丸（每次 6 ～ 9 克，每日 2 次，温开水送服）。功效：健脾养血生发。适用于脾虚血亏型产后脱发。

■ 补肾生发汤治产后脱发

◎ 制何首乌 20 克，菟丝子 20 克，补骨脂 10 克，枸杞子 15 克，云茯苓 18 克，当归 15 克，山药 30 克，丹参 18 克，黑豆 10 克。中成药可用七宝美髯丹（每服 9 克，每日 2 次，盐汤或温酒送下）。功效：补肾生发。适用于肾虚型产后脱发。

■ 二至丸加味方治产后脱发

◎ 女贞子 12 克，墨旱莲 12 克，菟丝子 12 克，桑椹子 12 克，制首乌 12 克，肉苁蓉 9 克，熟地黄 12 克，枸杞子 12 克，当归 9 克，茯苓 12 克。水煎服，每日 1 剂。功能：补肝益肾，养血生发。主治：肝郁血虚，血不荣发之产后脱发。（《千家妙方》下册。殷品之经验方）

【病案举例】黄××，女，30 岁，小学教师。产后哺乳，夜寐不佳，精神紧张，头发全部脱落，虽四处求医，均未见效，遂来我院诊治。诊其舌脉，未见异常。根据情绪紧张，与肝有关，肝藏血，血少则无以荣发而发落。治疗以补肝肾为主，并嘱其停止哺乳。上方选进 10 余剂后，仔细观察，新发生出如汗毛。服二、三月后，满头新发乌黑。

■ 龙眼人参炖瘦肉治产后脱发

◎ 龙眼肉 20 克，人参 6 克，枸杞子 15 克，瘦猪肉 150 克。先将猪肉洗净切块，龙眼肉、枸杞子洗净，人参浸润后切薄片，全部用料共放炖盅内，加水适量，以文火隔水炖至肉熟，即可食用。每日 1 剂。此方大补元气、养血生发，适宜于妇女产后气血亏虚而引起脱发者食用。

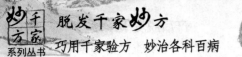

■ 枸杞黑豆炖羊肉治产后脱发

◎ 枸杞子 20 克，黑豆 30 克，羊肉 150 克，姜、盐适量。先将羊肉洗净切块，用开水余去腥味，再将枸杞子、黑豆分别淘洗干净，与羊肉共放锅内，加水适量，武火煮沸后，改用文火煲 2 小时，加入味精即可食用。每日 1 剂。具有补益肾气、养血生发之功效，适宜于妇女产后肾气不足、精血亏虚而引起脱发者食用。

■ 杜仲核桃生发汤治产后脱发

◎ 杜仲 30 克，核桃 10 只，何首乌 60 克，玉米粒 100 克，羊肉 150 克，生姜 2 片，大枣 4 枚，盐少许。核桃去壳取肉，保留红棕色核桃衣；清水洗净杜仲、何首乌、玉米粒、羊肉、生姜，大枣，生姜切片，大枣去核，入瓦煲内加入适量清水，先用猛火堡至水滚，然后放入全部材料，改用中火继续炖，最后加入盐调味即成。功效：补肾益精，生发乌发。主治：产后脱发。经常服食此汤，可防止肾虚和毛发脱落。若腰膝酸软无力，血气不足，精神疲乏，毛发脱落，夜尿多，男子遗精，早泄，女子月经不调，也可将此汤作食疗。

■ 当归黑芝麻治产后脱发

◎ 当归、黑芝麻各 250 克，红糖适量。将当归、黑芝麻微炒后研成细末。每次饭后用红糖水冲服 1 勺，每日服 3 次。连服 2 个月。适用于产后脱发、产后便秘等症。

■ 黑木耳猪肝汤治产后脱发

◎ 黑木耳 15 克，猪肝 180 克，生姜 3 片、大枣 2 枚，油、盐少许。做法：先将黑木耳用清水发透，洗干净；猪肝切片；生姜刮皮（拍）；大枣去核。加入适量清水于煲内，先用猛火煲至水滚，然后放入黑木耳、生姜和大枣，继续用中火煲 1 小时左右，加入猪肝煮熟透，加麻油、盐调味即可。佐餐食用。功效：润肤养颜，养血乌发。主治：产后脱发。

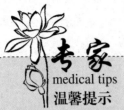

专家
medical tips
温馨提示

产后脱发重养血

中医认为，妇女产后多肾亏血虚，加之哺乳期以血化生乳汁，血虚益甚，发失所养则脱。治疗之法重在养血益肾，以荣其发。选用何首乌、蚕蛹等药物，供给头皮均衡的营养，改善生理功能，使头发获得充分的养分，可以有效地改善头部皮肤微循环状态，促使毛细血管扩张，激活毛母细胞活力，增强头皮多种腺体与毛囊的交流渗透能力，从而使毛囊重新恢复功能，吸收所需养分，达到头发再生的目的。

◇ 保持心情舒畅

哺乳期放松心情后脱发的现象会慢慢停止，而且头发也容易再长出，这是很重要的保养之一。

◇ 注意平衡膳食

多食新鲜蔬菜、水果、海产品、豆类、蛋类等，以满足身体和头发对营养的需要。

◇ 注意头发护理

经常用木梳梳头，或者用手指有节奏地按摩、刺激头皮，这样可以促进头皮的血液循环，有利于头发的新陈代谢。产后头发比较油，也容易掉，只要合理清洗，不要用太刺激的洗发精即可。

此外，可以服用一些补血益肾的药物，加上调整激素的何首乌、骨碎补、覆盆子、地黄等对头发的再生和防脱会有很好的改善作用。

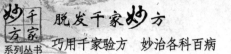

脱发
千家妙方

脱发内治偏方秘方

　　中医学理论对于发肤有足够的认识和独到的见解。传统中医学认为，肾之华在发，发为血之余。《素问·上古天真论》讲道"丈夫八岁，肾气实，发长齿更"，"五八肾气衰，发堕齿枯，血衰则发衰。"隋代巢元方《诸病源候论》说"若血盛则荣于头发，故须发美，若血气衰弱经脉虚竭，不能荣润，故须发秃落。"巢氏还指出"常梳头可使血液不滞，发根常牢。"中医学认为脱发有两种原因：一是血热风燥，血热偏盛，耗伤阴血，血虚生风，更伤阴血，阴血不能上至巅顶濡养毛根，毛根干涸，或发虚脱落；二是脾胃湿热，脾虚运化无力，加之恣食肥甘厚味，伤胃损脾，致使湿热上蒸巅顶，侵蚀发根，发根渐被腐蚀，头发则表现黏腻而脱落。

　　中医治病讲究调理，标本兼治，治脱发尤其重视辨证选方。中医治脱发的特点是周期相对长，见效慢。但是中医治疗，副作用小，调整整个机体，对人体的益处多，并且成本低廉，希望广大脱发患者不妨一试。让我们用先人的智慧，帮助自己恢复青春靓丽的容颜，找回乌黑亮丽的头发，找回自信。

■ 周氏生发饮治脱发及须发早白

◎ 生地黄 20 克，熟地黄 20 克，当归 20 克，侧柏叶 15 克，黑芝麻 30 克，制何首乌 25 克，墨旱莲 20 克。用法：先将诸药用冷水浸泡约 1 小时即行煎煮，煮沸后改文火继续煎 30 分钟，每剂药可煎服 3 次。功能：滋补肝肾，乌须生发。主治：脱发及须发早白。

加减：肝肾亏虚甚者（多为斑秃），加枸杞子、菟丝子、女贞子各 20 克，五味子 10 克；风盛血热者（多为脂溢性脱发）去熟地黄、黑芝麻，加蝉蜕 10 克，白鲜皮 20 克，地肤子 10 克，苦参 15 克，牡丹皮、川芎各 10 克，蜈蚣（研末服）3 条；兼气滞血瘀者，加红花、桃仁各 10 克，赤芍 15 克，鸡血藤 30 克。（《周鸣岐医案医话选》）

按：脱发是常见皮肤病，临床上最常见的是斑秃和脂溢性脱发。斑秃症状为头发迅速脱落，呈圆形或不规则形，少数头发可全脱落，称为全秃；脂溢性脱发症状为头皮多屑、多油、瘙痒明显，前额及头顶部头发稀疏变细，逐渐脱落。此皆由多种病因导致精气血

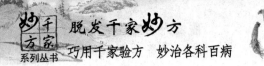

不能畅荣毛发所致。因肾藏精，其华在发；肝藏血，发为血之余，故脱发与肝肾二脏关系最密切，当为临床调护之重点。方中炙何首乌、熟地黄、黑芝麻皆入肝肾二经，以滋肝肾、生精养血，为生发乌发之主药，是治斑秃必不可少之品。墨旱莲、生地黄滋阴清热，助养血生发之能，为方中辅药。当归祛瘀生新，养血活血，以其温通之性，助滋养药物畅荣毛发；侧柏叶为"补阴之要药，其性多燥，久得之，最益脾土，大滋其肺"，能生须发，并可防前药过于阴柔滋腻碍脾之弊，同为方中佐使。诸药合用，相辅相成，共收补肝益肾，益精养血，乌须生发之功。

■ 新制生发汤治脱发

◎ 制何首乌24克，熟地黄15克，侧柏叶15克，黄精15克，枸杞子12克，骨碎补12克，当归9克，白芍9克，大枣5枚。水煎服，每日1剂，1个月为1个疗程。功效：益肾生发。主治：脱发。对青年女性患者疗效更显著。（《千家妙方下册》，俞长荣经验方）

按：据俞长荣先生自述，"我曾用新制生发汤治疗10余例脱发病人，均有效果，对青年女性患者疗效更显著。一般服 20 余剂，脱发可控制，连服 1 个月后，新发即可逐渐长出。"如黄某，女，18 岁，福建省防疫站。头顶脱发数处，梳头洗头时掉发甚多。服用新制生发汤 30 剂后，新发生长良好，旧发已不再脱落。

■ 滋肾生发汤治疗青年脱发

◎ 制何首乌 20 ～ 30 克，生地黄、菟丝子各 15 ～ 20 克，当归、天麻各 10 克，白芍 15 克，川芎 6 克，蛇蜕 8 克（无蛇蜕可用蝉蜕 10 克代之，效果稍逊）。加减：头皮刺痒重者加百部、地肤子、白鲜皮各 10 ～ 15 克；头皮脱屑多者加白蒺藜 15 ～ 20 克；阴虚内热重（五心烦热或女子月经先期）加牡丹皮 8 克，地骨皮 12 克，女贞子 10 ～ 15 克，墨旱莲 10 克。用法：每剂药煎 3 次，前 2 次煎液内服，第 3 次煎液洗头。每日 1 剂。功效：滋肾生发，养血祛风。主治：青年脱发。适应证：晨起枕头上有脱发数十根，或梳头时脱发较多，伴头皮刺痒、脱屑、五心烦热、腰膝酸软，女子月经先期等。注意：治疗期间要节制房事。若有手淫不良习惯者，要纠正。并忌食辛辣刺激性食物。（《北京中医药》1994 年第 4 期）

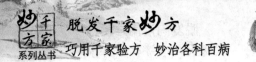

【病案举例】赖某，男，52 岁，地质队工人。患脱发症数年，多方医治罔效。用滋肾生发汤治疗 20 剂后，头发乌黑如常人，面色红润光泽。又如王某，男，24 岁，铁路工人。原定去年 10 月结婚。因突发脱发症，整个头部光秃秃的，其未婚妻坚持不肯结婚，故心情苦闷异常。后经人介绍，到作者处诊治。即照生发汤原方，略事加减，服几剂后，竟然又长出乌黑的头发。其本人及父母、未婚妻欣喜异常，高兴之余，再三致谢。

■ 何首乌河车丸治脱发

◎ 何首乌、黄芪、党参、黄芝麻、紫河车各 30 克，枸杞子、补骨脂、当归、熟地黄、菟丝子、牛膝各 20 克，侧柏叶、苦参、丹参、熟酸枣仁、柏子仁、远志各 15 克，熟附子、巴戟、淫羊藿、炙甘草各 12 克。制法：共研细末，炼蜜为丸，如绿豆大。每服 10 克，早晚 1 次。适应证：脱发。早期脱发，1～2 剂可愈。

■ 复方黑豆汤治继发性脱发

◎ 补骨脂 12 克，炒黑大豆 30 克，熟地黄 15 克，黄精 15 克，制何首乌30克，苦参15克，白鲜皮12克，蝉衣6克，白术10克，防风10克，陈皮6克，甘草6克，生黄芪15克。水煎服，每日1剂。用本方治疗3例继发性脱发者，均获痊愈。(《千家妙方》下册。谢新建经验方)

【病案举例】刘××，女，34岁，工人。患者半年前因患肾炎在某医院服用环磷酰胺等药物，后即出现头皮奇痒，头发脱落，久治而无效。来此求治，患者头晕眼花，神疲，纳食欠佳，口淡无味，头皮瘙痒，晚间尤甚，面色㿠白无华，舌淡苔薄，脉细缓。检查：头发枯黄，脱屑，头顶部有一明显短发区，约5厘米×5厘米。诊断为继发性脱发。予服"复方黑豆汤"。

二诊：服上方10剂后，头皮瘙痒已止。但未见头发明显生长。嘱其再服30剂后，患者反映头发生长均匀，且已无不适。三诊时，亲见患者头发分布均匀有华，已不见头顶脱发区。前后共服用61剂而痊愈。

■ 牛胆槐角散治脱发

◎ 黑牛胆1个，槐角适量。将槐角装入有胆汁的牛胆内装满，

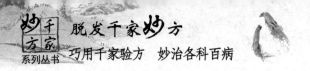
浸透槐角即可。待槐角浸胆汁尽，将其共研细末。每次 6 ～ 9 克，每日 3 次，温开水送服。适用于血热风燥引起的脱发。

■ 侧柏当归丸治脱发

◎　侧柏叶（焙干）240 克，当归（全身）120 克。将药共研为末（忌铁器），水糊为丸，如梧桐子大。每服 50 ～ 70 丸，早、晚各 1 服，用黄酒或盐汤送下。适用于血虚风燥引起的脱发。

按：此方也可水煎服。用法：侧柏叶 30 克，当归 20 克。将上药加水煎煮后去渣取汁。每日 1 剂，分 2 次服下。

■ 赭石散治脱发

◎　赭石适量。将赭石研为细面，每日早、晚各服 3 克，白开水送服，连服 2 ～ 3 个月。功效：养血祛风、推陈致新。适用于血虚风燥引起的脱发。

■ 当归柏子仁丸治脱发

◎　当归、柏子仁各 500 克。将药共研细粉，水和蜂蜜为丸，如梧桐子大，每饭吞服 6～10 克，每日 3 次，1 个月为 1 个疗程。治心血虚，血虚风燥之脱发。对脱发伴有肠燥便秘者尤为适宜。

■ 二至二冬汤治脱发

◎ 女贞子、墨旱莲、天冬、麦冬、虎杖各 18 克，熟地黄、丹参各 30 克，生地黄、柏子仁各 20 克，制首乌 60 克，钩藤 15 克，桔梗、炒远志各 9 克，大黄 6 克，茯苓 12 克，甘草 3 克。用法：水煎服，每日 1 剂。功效：益肾养阴，润燥祛风。适应证：全秃。

■ 菟丝子四味散治脱发

◎ 菟丝子、山楂各 30 克，益智仁 15 克，青黛 20 克。制用法：共研为末。每次 3～4 克，每日 2 次，黄酒送服。适用于肾虚血瘀之脱发。

■ 当归菊花丸治受惊脱发

◎ 当归、杭菊花各 30 克，川芎、羌活、天麻各 24 克，木瓜18 克，熟地黄、菟丝子各 60 克。制用法：共研为末，炼蜜为丸，每丸重 9 克。每次 1 丸，每日 2 次，饭后服。适应证：受惊脱发。

■ 都气丸治妇女血虚脱发

◎ 熟地黄 24 克，山茱萸、山药各 12 克，牡丹皮、泽泻、茯苓各 9 克，五味子 30 克。用法：诸药研为细末，炼蜜为丸，每丸重 9 克。每日 2 次，每次服 1 丸。适用于妇女血虚脱发。

按：都气丸源出《脉因症治》。功效：滋肾纳气。用于肺肾两虚证，咳嗽气喘，呃逆滑精，腰痛。因肾藏精，其华在发，肺主皮毛，故将具有补益肺肾之功的都气丸用于治脱发亦有良效。

■ 三子补肾丸治肾虚脱发

◎ 菟丝子、熟地黄、肉苁蓉各 60 克，补骨脂、沙苑子、白蒺藜、生地黄各 30 克，枸杞子、黑芝麻各 45 克。用法：上药研为细末，炼蜜为丸，每丸重 9 克。每日早、晚各服 1 丸。适用于肾阴亏虚之脱发。

■ 益肾生发丸治脱发

◎ 制何首乌 90 克，女贞子（酒炙）60 克，熟地黄 60 克，桑椹 60 克，炙黄芪 60 克，黑豆衣 60 克，生地黄 60 克，羌活 30 克，菟丝子 60 克，菊花 30 克，当归 60 克，白芍 60 克，大枣（去核）60 克。制法：上药共研细末，入蜂蜜（炼）250 克，做成如绿豆大小丸（药店已有成药出售）。用法用量：口服，每次 9 克，每日 2 次。功效：滋补肝肾，养血生发。用于肝肾不足，精血亏虚，头发失养而引起的斑秃。

■ 首乌黄精汤治脱发

◎ 制何首乌 24 克，熟地黄 15 克，侧柏叶 15 克，黄精 15 克，枸杞子 12 克，骨碎补 12 克，当归 9 克，白芍 9 克，大枣 5 枚。用法：每日 1 剂，水煎 2 次，分 2 次服。治疗期间少食辛辣，少用肥皂洗头。多食新鲜蔬菜和水果。功效：补肾精，益肝血。主治脱发。

■ 首乌鸡血藤汤治脱发

◎ 制何首乌、鸡血藤、核桃肉、火麻仁各 20 克，全当归、枸杞子、侧柏叶、黄精、楮实子各 15 克，冬虫夏草（另煎）、炙甘草各 10 克。用法：每日 1 剂，水煎，分 2 ～ 3 次口服。15 天为 1 个疗程。加减：失眠多梦者加柏子仁、酸枣仁、夜交藤各 15 克；头晕、耳鸣者加天麻、菟丝子、覆盆子、野菊花各 10 克；头皮瘙痒、脱屑者加白蒺藜、生地黄各 12 克。主治：脱发。

■ 赭石汤治脱发

◎ 赭石（研冲）20 克，何首乌 30 克，赤石脂 20 克，当归 15 克，生地黄 10 克，川芎 6 克，白芍 15 克，天麻 10 克，蝉衣 10 克。用法：水煎服，每日 1 剂。加减：头皮痒重、脱屑者加荆芥、防风、白鲜皮、百部各 10 克；五心烦热、腰膝酸软、月经先期且量少者加桑椹、川续断、女贞子、墨旱莲各 12 克；头油过多者加生山楂 30 克；失眠多梦者加酸枣仁 24 克；手足心冰凉、少腹凉或经来腹痛者加小茴香 10 克，肉桂 6 克。《医学衷中参西录》载：赭石"色赤，性微凉，能生血兼能凉血"。受此启发，重用赭石治疗脱发，每能收到满意的效果。其中赭石一药，有养血祛风、推陈致新之功能，研末吞服效果更佳。（《中国中医基础医学杂志》2008 年第 1 期）

■ 芝麻乌发汤治脱发

◎ 黑芝麻、女贞子、墨旱莲各 30 克，桑叶 10 克，白芍 12 克，生地黄、桑椹、何首乌各 15 克。用法：水煎服，每日 1 剂。适用于肾精亏虚之脱发。

■ 民间验方乌发饮治脱发

◎ 生地黄（切碎）50 克，何首乌（切碎）25 克，侧柏叶 15 克。用时以适量开水冲泡，凉后当茶饮即可。每 2 天换新药 1 剂。根据患者实际情况，血热、血燥者酌加牡丹皮 6 克、当归 9 克；眩晕不寐者加桑椹 20 克。本方应用时忌食诸血、无鳞鱼、葱、蒜、萝卜；禁用铁质器皿冲泡。脾胃虚泄泻者禁用。据称，用本方治疗头发早白或脱发，确有效验。

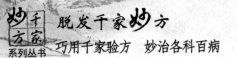

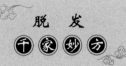

脱发常用食疗妙方

　　中医认为"发为血之余，肾主骨，其荣在发"。意思是说，发由血而来，其营养源自血。注意多吃健发食物对脱发大有裨益。中国历代名医对膳食功能均有精辟的论述。战国时期的扁鹊说"君子有病，期先食以疗之，食疗不愈，然后用药"。唐·孙思邈指出"安身之本，必须于食，不知食疗者，不足以全生""食能排邪而安脏腑，悦情爽志以资气血"。脱发亦应强调以食疗为先。

　　头发最重要的营养来源就是蛋白质。因此，脱发患者首先需要补充丰富的蛋白质，多吃牛奶、鸡蛋、鱼、瘦肉等。其次，可以多吃绿色蔬菜和水果，补充维生素和无机盐（钙、镁、钠、钾等）。中医学认为，桑椹、菟丝子、枸杞子、葵花子、黑芝麻、核桃、何首乌等均为养血乌发生发之上品。而太甜、太油、太辣的食物，如巧克力、龙眼、荔枝、芒果、花生、芥末、生蒜、辣椒、酒等，在中医学的分类上均属于热性食品，容易引起头皮油脂分泌量增加，引起脂溢性皮炎，加重脱发。

■ 补气血生发酒治脱发

◎ 当归1克，党参1克，北黄芪1克，何首乌3克，50度白酒10毫升。用法：上药按比例浸泡1周后使用。服法：每日4次，每次20毫升空腹服，一般用2个月左右。同时将药酒外擦患处，每日2次，配合治疗。少洗头发，或用清水洗头。功效：活血补血，补肾气虚、肺气虚。主治气血虚性斑秃。

【病案举例】杨某，男，25岁。婚前3个月突然头发脱落，有8处，小的如指头大，大的如铜板大，境界清楚，头皮光亮，思想沉重。经用补血补气酒口服，每日3次，每次30毫升；外用每日2次，半个月后开始长出白灰色绒毛发。继用2月余，头发全长满，头发变黑、变粗。

■ 枸杞沉香酒治脱发

◎ 枸杞子、熟地黄、生地黄各50克，沉香5克，白酒1000毫升，三味药酒浸10～15天，每日3次，饭前服10毫升。适用于肾精

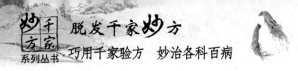
不足所致之脱发。(《男女保春大全》)

■ 乌发药酒防治脱发及须发早白

◎ 黄芪、当归各 50 克，肉桂 15 克，生地黄、茯苓、熟地黄、党参、白术、麦冬、五味子、羌活、龟甲胶各 25 克。上药共为粗末，装入布袋内，浸入 2500 毫升高粱酒 15 日左右，早、午、晚各服 10 毫升。用于防治脱发及须发早白。(《中国秘方全书》)

■ 二海黑豆酒治脱发

◎ 晒干的海蛇、海龙各 2 条，切碎烤黄，加炒熟的黑豆 500 克，浸泡于 2000 毫升的 40 度米酒内，20 天后可饮，早晚各服 1 小杯。还可用棉球蘸药酒擦患处，1 个月为 1 个疗程，持续几个月后，即可见效。

■ 龟甲酒治脱发

◎ 龟甲、黄芪各 30 克，当归 40 克，生地黄、茯神、熟地黄、党参、白术、麦冬、陈皮、山茱萸、枸杞子、川芎、防风各 15 克，五味子、肉桂、羌活各 10 克。上药共研成粗末，装入布袋内，浸在 2500 毫升白酒里。1 周后可用，每次饮酒 25 ～ 50 毫升，每日 3 次，连服 2 剂。此方具有补益气血、调节阴阳、生发荣肤的功效。

■ 石灰白酒饮治脱发

◎ 石灰、白酒各 1500 克。将石灰以水拌炒焦，用白酒浸之，半个月后去渣，每次饮酒 10 毫升，每日 1 次，久之则新发更生。

■ 益肾黑豆防治脱发

◎ 何首乌、生侧柏叶、黑芝麻、墨旱莲、女贞子、生地黄各 30 克，陈皮 15 克，川花椒 9 克，大青盐 13 克。加水 3000 毫升，煎至 1500 毫升，取药汁，放入黑豆 500 克，煮至药汁全部被豆吸收为止，将豆晒干后，每次嚼服 60 粒，每日 3 次，治愈方停。能乌发养颜，防治脱发。

■ 生发黑豆治脱发

◎ 黑豆 500 克，水 1000 毫升（夏季各用 1/4 量）。将黑豆洗

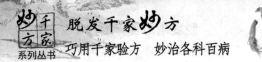

净，放入砂锅中，加入水，以文火熬煮，至水浸豆粒饱涨为度。然后取出黑豆，撒细盐少许，贮于瓷瓶内。每次 6 克，每日 2 次，饮后嚼服。此方具有生发护发之功效。对油风脱发（圆形脱发）、脂溢性脱发、产后脱发、病期脱发，以及因色素脱失的白癜风均有疗效。

■ 蒲公英黑豆糖治脱发

◎　将蒲公英 150 克，黑豆 500 克，加水煮熟后，弃蒲公英药渣，再加冰糖 200 克收干，贮瓶备用。服法：每日吃 100 克，不拘时服。适用于各种脱发。

■ 萝卜饼治脱发

◎　白萝卜 250 克，面粉 250 克，瘦猪肉 100 克，姜、葱、食盐、菜油适量。用法：猪肉剁细，萝卜切丝炒至五成熟，共调和为馅。面粉制成薄片。做夹心小饼，烙熟食用。功效：方中白萝卜消食化痰，行气宽中，健脾开胃，且消而不损，补而不滞。《新修本草》说白萝卜"消谷和中，去痰癖，肥健入"。谚语亦讲"萝卜上街，药铺不开"。主脾胃失健，饮食中伤，积滞不化，聚成痰饮，浊气上逆的脱发之证。

■ 美发养血果脯治脱发

◎ 干品龙眼肉 50 克，小红枣 30 克，桑椹 30 克，枸杞子 30 克，蜂蜜适量。加水适量，用小火煎煮 30 分钟，放入蜂蜜，煮至汁液黏稠即可。每天吃大约 10 克。此方有养血生发之作用，对面色苍白、阴血亏损者尤为适合。

■ 酥油蜜粥治脱发

◎ 酥油 20 克，蜂蜜 30 克，粳米 100 克。先将粳米加水适量煮粥，待沸后加入酥油和蜂蜜，粥熟即可服用，每日 1 次，连服 5 ～ 7 日。适用于阴虚型脱发。症见脱发心烦、心悸失眠、头晕眼花、腰膝酸软，舌质红，苔少，脉细数。

■ 黑豆核桃桑椹粥治脱发

◎ 大枣 5 枚，核桃仁、桑椹各 10 克，黑大豆 30 克，粳米 50 克。

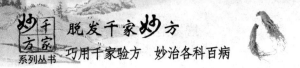
同煮粥食，每日1剂。可连续食用。适用于肾亏血虚所致的斑秃。

■ 枸杞黑芝麻粥治脱发

◎ 黑芝麻30克，粳米100克，枸杞子10克。以上三味共煮粥。具有补肝肾、益气血之功效。适用于头发早白、脱发及阴虚燥热便秘者。

■ 黑芝麻丸治脱发

◎ 黑芝麻500克，干桑叶60克。用法：上药共研末，蜜调为丸，如杏核大。每日早晚各服1枚，长期服用有效。适用于各种脱发的辅助食疗。

■ 当归黑芝麻散治脱发

◎ 当归、黑芝麻各250克，红糖适量。将当归、黑芝麻微炒后研成细末。每次饭后用红糖水冲服1勺，每日服3次，连服2个月。功效：乌发养血。用于血虚毛发失养之脱发。

■ 核桃芝麻粥治脱发

◎ 核桃仁 200 克，芝麻、粳米各 100 克。将核桃仁及芝麻研末备用。粳米加水煮粥，再加入核桃仁、芝麻各 30 克即可。每日 1～2 次食用。功能补肾养血，荣发，适用于肾虚所致的脱发。

按：一般人出现脱发现象，是肝肾不足的表现；而放疗、化疗期间出现脱发，则与药物的毒害作用有关。不管是什么原因引起的脱发，都可在服用六味地黄丸、首乌片、乌鸡白凤丸等补肾药的同时，服用补肾养血的食疗方慢慢调养。

■ 黑芝麻粥治脱发

◎ 黑芝麻 250 克捣碎，加粳米熬粥，红糖调味食用，每日 1 次。另用小尖辣椒 20 克切细，烧酒 100 毫升，浸泡 10 天，取汁涂搽脱发处，每日数次。治血虚脱发及斑秃有良效。

按：黑芝麻确实是个宝，据中医古书记载，它具有补肝肾、润五肠、益气力、长肌肉、填脑髓的功效，能"治肝肾不足，病后虚弱、须发早白"，"皮燥发枯、大便燥结"，"腰膝酸痛、四肢

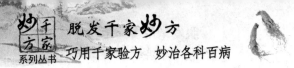
乏力"，"言语謇塞、步履迟缓"，"头晕耳鸣"等病症。在乌发养发、防治脱发方面，黑芝麻的功效更是有口皆碑。

■ 枸杞大米粥治脱发

◎　枸杞子 15 克，大米 50 克。将枸杞子、大米洗净，放砂锅中煮成粥，每日早餐空腹食用。适用于肝肾阴虚之脱发。

■ 何首乌大米粥治脱发

◎　制何首乌 30 克，大米 50 克，冰糖适量。将何首乌放入砂锅中煎取浓汁后去药渣，然后放入大米和冰糖，将米煮成粥即成。每日早餐空腹食用。适用于脱发久不愈。

■ 田鼠黄精粥治脱发

◎　田鼠肉（去皮、去杂）60 克，黄精 18 克，大米 50 克。将田鼠肉、瘦猪肉切成片，同黄精放入砂锅中，同大米煮成粥。1 天 2 次服用，12 天为 1 个疗程。岭南民间流传着"吃一鼠，当三鸡"的说法，形容田鼠的营养价值比鸡肉高。中医指出田鼠肉可入药，有补虚扶正、补益气血、滋阴壮阳及生发的功效。

■ 羊骨粥治肾虚脱发

◎ 羊胫骨 1 ～ 2 根，捣碎，加大枣、桂圆各 10 枚，糯米 100 ～ 150 克，加水适量，煮粥食用。可从当年冬至吃到来年立春。此粥有温肾补血的功效，适合脱发兼肾虚腰酸、轻度贫血者。

■ 首乌肝片治脱发

◎ 制何首乌 60 克，枸杞子 15 克，生猪肝 200 克，黄瓜 200 克，油、盐、味精适量。做法：将何首乌粉碎为粉末，加水 300 克熬至约 100 克的浓汁，放入猪肝片泡 2 ～ 4 小时；黄瓜切片。锅内放油至五六成熟时，放入肝片过油，下葱、姜末爆香出味，倒入黄瓜片、盐、味精、少许何首乌浓汁、猪肝片、发好的枸杞子，快速翻炒 3 ～ 5 分钟即成。本品有补肝、祛风、益精、养肾之功。对头发干枯、早白、早脱均有效，每周宜服用 2 ～ 3 次。

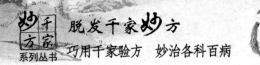

■ 石菖蒲拌猪心治脱发

◎ 石菖蒲 30 克、猪心 1 个。用法：石菖蒲研细末，猪心切片，放砂锅中加水适量煮熟。每次以石菖蒲粉 3～6 克拌猪心，空腹食，每日 2 次。忌铁器。功效：方中石菖蒲辛温芳香，循经走脉，化湿辟浊，豁痰宣窍，宁心安神。《重庆堂随笔》说："石菖蒲，舒心气、畅心神、怡心情、益心志……清解药用之，赖以祛痰秽之浊卫宫城；滋养药用之，借以宣心思之结而通神明"。现代药理研究，有镇静、抗惊厥作用。猪心养心血、安心神。适用于痰浊蒙蔽心窍、心志不遂、心悸不安等脱发。

■ 猪心烧木耳治脱发

◎ 猪心 1 个，木耳 10 克，姜汁 10 克（姜汁可改为生姜 20 克），橘皮 10 克，白矾 1 克，大枣 10 个。用法：共加水煮至猪心熟，酌加精盐等调味品食用。吃猪心，喝汤，隔日 1 个，连服 3～5 个。功效：白矾消痰燥湿，化瘀浊。橘皮、姜汁健脾和胃、理气化湿。猪心补心安神。木耳、大枣益气养血。适用于突然跌仆，神志不清或短暂的神志不清，神志恍惚，抽搐，吐涎或伴有尖叫，二便失禁的脱发。

■ 首乌山药羊肉汤治脱发

◎ 制何首乌 30 克，山药 100 克，生姜 9 克，羊肉 500 克，大料、肉桂少许。何首乌、山药、生姜用纱布包好，扎口，羊肉切小块，加大料、桂皮少许调味，加适量水，文火炖煮至肉烂熟。去药包，食肉喝汤，每日 2 次。功能温阳养血，适用于阳虚血虚所致的脱发。

■ "三阳（羊）开泰"乌发汤治脱发

◎ 熟地黄、怀山药、菟丝子、核桃仁各 3 克，牡丹皮、泽泻、天麻各 1.5 克，枣皮 2 克，当归、红花、侧柏叶各 1 克，制何首乌、黑芝麻、黑豆各 5 克，羊肉、羊骨各 500 克，羊头 1 个，葱、生姜、白胡椒、味精、食盐各适量。做法：将羊骨、羊头打破。羊肉洗净，入沸水中余去血水，同羊骨、羊头一起放入锅内（羊骨垫底）。将以上药物用纱布袋装好扎紧口，放入锅内，并放入葱、生姜和白胡椒，加水适量。将锅置炉上，先用武火烧开，撇去浮沫，

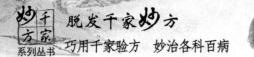

捞出羊肉切片再放入锅中，用文火炖 1.5 小时，待羊肉炖至熟透，将药包捞出不用。用法：服用时，可加入味精、食盐等调料。吃肉喝汤，每日 2 次。功效：滋肝补肾，补血养气，乌须发。适用于肝肾不足、血虚风燥的脱发、头发早白等症。

■ 首乌羊肉生发汤治脱发

◎ 何首乌 50 克，杜仲 15 克，粟米 200 克，核桃 4 个，羊肉 300 克，大枣（去核）4 枚，生姜 2 片，食盐适量。做法：核桃去壳，取仁，保留红棕色核桃衣。杜仲、何首乌、粟米、羊肉、生姜片和大枣用清水洗净。砂锅内加入适量清水，煮至水沸后，放入以上全部原料，用中火煲 3 小时左右，加入食盐即可。用法：佐餐食用，每日 1 ～ 3 次，每次 150 ～ 200 毫升。功效：补肾益精，生发乌发。对血气不足引起的毛发脱落、小便频数、女子月经不调均有疗效。

■ 首乌鸡蛋汤治脱发

◎ 制何首乌 120 克，鸡蛋 1 个。先以 2 碗水煮何首乌约 30

分钟，取浓汤煮鸡蛋。日服 1 次，吃蛋喝汤。养血荣发，适用于血虚所致的脱发。

■ 槐花柏叶丹皮粥治脱发

◎ 槐花 50 克，侧柏叶 15 克，牡丹皮 10 克，粳米 100 克，冰糖 30 克。将槐花、侧柏叶、牡丹皮加水煮 30 分钟去渣，再入粳米，待米半熟时入冰糖，至熟食用。每日 1 次，连服 10 日。适用于血瘀型脱发。症见脱发头痛，面色黯晦，舌质黯红或有瘀点，脉沉细。

■ 芹菜红枣汤治脱发

◎ 芹菜 200 ～ 500 克、大枣 60 ～ 120 克。用法：加重量水煮汤饮用。功效：方中芹菜芳香浓郁，清肝热。《神农本草经》说它"养精，保血管，益气"，现代医学认为它有降压和镇静作用。大枣性甘温，益气养血，宁心安神，主气血不足、肝阳上亢而致的脱发。

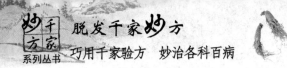
■ 芹菜黑豆汤治脱发

◎ 芹菜 30 克，黑豆 30 克，桑椹 20 克，山楂肉 15 克，水煎熟服食，每日 2 次。适用于阴虚型脱发。症见脱发心烦、心悸失眠、头晕眼花、腰膝酸软，舌质红，苔少，脉细数。

■ 菠菜黑芝麻酸枣仁粥治脱发

◎ 菠菜 100 克（洗净切碎），黑芝麻 20 克，炒酸枣仁（研末）15 克，粳米 100 克，共煮粥，熟时调料食用。适用于阴虚型脱发。症见脱发心烦、心悸失眠、头晕眼花、腰膝酸软，舌质红，苔少，脉细数。

■ 桃仁川芎黑豆汤治脱发

◎ 桃仁 10 克，川芎 10 克，黑豆 20 克，将桃仁打碎，川芎用纱布包裹和黑豆一起水煎煮熟，加适量冰糖，饮汤食豆。每日 1～2 次。适用于血瘀型脱发。症见脱发头痛，面色黯晦，舌质黯红或有瘀点，脉沉细。

■ 生发黑豆汤治脱发

◎ 芝麻 30 克，黑豆 30 克，枸杞子 12 克，白糖 20 克。水煮约半小时后，连汤渣同食。每日 1 次，连服 60 天。本品可滋养生发，对脱发伴有失眠多梦者尤其有效。

■ 花生衣红枣汤治脱发

◎ 花生米 100 克温水中泡后，取花生衣与大枣 10 枚同放入锅内，用泡花生米的水，小火煎煮约半小时，加入适量红糖即成。每日饮 3 次，饮汤食枣。此方有养血补血之效，做到养血生发，适于身体虚弱者的生发、乌发。

■ 牡丹花茶治脱发

◎ 取开尽的牡丹花瓣 1000 克，洗净晒干。早、晚各取花瓣 1 克和茶叶适量，置杯中以开水泡服。连饮 20 天左右，脱发可止或大见好转。

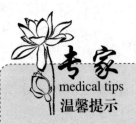

防治脱发食疗不可少

脱发与饮食因素有很大的关系。如偏食等因素而引起的营养不良，以及因消化不良、慢性消耗性疾病而致营养不均衡或吸收障碍，均可导致头发的正常生长被抑制而进入休止期，并出现头发稀疏、枯焦、早白或脱落。食糖或食盐过量，蛋白质缺乏，缺铁、缺锌，过量的硒等，以及某些代谢性疾病如精氨基琥珀酸尿症、高胱氨酸尿症、遗传性乳清酸尿症、甲硫氨酸代谢紊乱等，也是头发脱落的原因。防治脱发，在饮食上应注意以下几点。

◇　**合理膳食防脱发**

一是注意补充铁质。经常脱发的人体内常缺铁。铁质丰富的食物有黄豆、黑豆、蛋类、带鱼、虾、熟花生、菠菜、鲤鱼、香蕉、胡萝卜、马铃薯等。二是注意补充植物蛋白。如头发干枯，发梢裂开，可以多吃大豆、黑芝麻、玉米等食品。三是多吃含碱性物质的新鲜蔬菜和水果。脱发及头发变黄的因素之一是由于血液中有酸性毒素，原因是体力和精神过度疲劳，长期过食纯糖类和脂肪类食物，使体内代谢过程中产生酸毒素。肝类、肉类、洋葱等食品中的酸性物质容易引起血中酸毒素过多，所以要少吃。四是补充碘质。头发的光泽与甲状腺的作用有关，补碘能增强甲状腺的分泌功能，有利于头发健美。可多吃海带、紫菜、牡蛎等食品。此外，还要注意补充维生素E。维生素E可抵抗毛发衰老，促进细胞分裂，使毛发生长。可多吃鲜莴苣、卷心菜、黑芝麻等。

◇ 多吃坚果防脱发

饮食中铁质摄入不足会引起脱发，如果体内缺铁，会打乱头发生长的正常生理周期，影响头发的生长，从而引发或加剧脱发的现象。另外，缺铁也会导致白发容易产生的状况，使得人们的头发变得花白。因此，要多摄入一些富含铁质的食物，如红肉、深绿色蔬菜、坚果和干果等。

◇ 早餐吃好防脱发

头发是由角质蛋白构成的，角质蛋白可以使得头发变得更加的强壮，如果人体每天摄入的蛋白质过少，便会影响角质蛋白在人体内的水平，致使头发变脆，甚至停止生长。而早餐作为每天的第一顿饭，摄入一些富含蛋白质的食物是非常有利于头发的生长的。

◇ 排便通畅防脱发

多食蔬菜防止便秘。要常年坚持多吃谷物，水果。如蔬菜摄入减少，易引起便秘而"弄脏血液"，影响头发质量，得了痔疮还会加速头顶部的脱发。

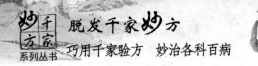
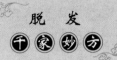 脱发外治偏方秘方

中医外治疗法历史悠久，疗效独特，作用迅速，具有简、便、效、廉的特点。外治与内治疗法相比，有着"殊途同归，异曲同工"之妙；最宜于"不肯服药之人，不能服药之症"，尤其对脱发这种疑难病症，更能显示出其疗效之独特。故有"良工不废外治"之说。

清代外治大师吴师机在《理瀹骈文》说："外治之理，即内治之理；外治之药，亦即内治之药；所异者法耳"，外治疗法对于众多脱发患者来说，是实施自我医疗保健的最佳选择，因为外治最显著的特点是安全有效、副作用少；易学、易操作、易推广。脱发内治并注重局部用药，直达病所，提高疗效，诚有良益。

■ 艾藿三枝煎治脱发

◎ 艾叶、藿香各 10 克，桃树枝、柳树枝、槐树枝各 15 克，侧柏叶 20 克，水煎去渣淋洗，亦可局部湿敷。治疗各型脱发。（摘

自《大众卫生报》）

■ 百部黄柏酒治局部脱发

◎ 百部、黄柏各 100 克，女贞子、破故纸、覆盆子各 60 克，大茴香 20 克，75％酒精 600 毫升。先将以上药物碾碎为细末，分装于两个 500 毫升瓶中。再把酒精均分，倒入两瓶中，封口浸泡 1 周即可使用。每日涂患处 2 ～ 3 次。适用于"鬼剃头"的局部脱发。用药期间禁食辛辣肥腻。（山东济南张正修荐方）

按：上方中，百部能杀虫除头虱；黄柏能消炎解毒；补骨脂（破故纸）含生物碱；大茴香含芳香油精，可刺激皮肤毛囊。故用之搽涂患处可能有助于毛发的生长。

■ 柏椒半夏煎治脱发

◎ 侧柏叶（干品）、花椒、半夏各 90 克。将药加水 500 毫升，煎至 250 毫升，入蜜少许，再煎 1 ～ 2 沸。用时入生姜汁少许，调匀，擦无发处，每日 2 次。

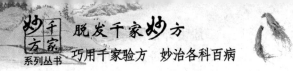

■ 二白汤熏洗治脱发

◎ 白蒺藜 15 克，白鲜皮 25 克，荆芥 10 克，艾叶 10 克，防风 10 克，生姜 3 克，甘草 10 克，水煎洗头。适用于脱发伴头皮瘙痒者。

■ 桑树皮熬汤熏洗治脱发

◎ 将桑树皮熬成浓药汤（200 克之桑树皮加 1000 毫升的水，熬成 500 毫升之药汤）；或利用米酒浸桑树皮（浸约 1 周），然后在洗过头后，利用这些桑树加工液来涂抹头皮，最后用清水冲洗干净，不久掉发的地方就会长出新的头发，而且长出的头发会变得很黑，不仅是头发，甚至也可以帮助眉毛及其他体毛的生长。

■ 花椒半夏猴姜酊治脱发

◎ 花椒 500 克，生半夏、骨碎补各 250 克。将药研粗末，以白酒浸渍 7 日后，外用涂擦患处，每日 3 次，生发为止。

■ 侧柏叶油治脱发

◎ 侧柏叶若干。将侧柏叶阴干研细，以菜油浸之。每天蘸药汁刷头，头发长出后，用猪胆汁入汤洗头。本方尤适用于妇女脱发。

■ 车前草浸米醋治脱发

◎ 车前草 200 克，米醋适量。将车前草全草焙成炭，浸入米醋，1 周后用该药醋外涂患处，每日 2 ～ 3 次。

■ 油浸蜈蚣治脱发

◎ 活蜈蚣 3 条。将活蜈蚣用菜油浸 3 ～ 4 日，先取生木瓜片煎水汤洗发，洗后，以蜈蚣油涂头皮部至愈止。

■ 蔷薇猴姜煎治脱发

◎ 野蔷薇嫩枝 100 克，猢狲姜（即中药骨碎补，又名猴姜）50 克。将药水煎百沸，取汁刷头。本方尤适用于病后脱发。

■ 莴苣子猴姜散治脱发

◎ 莴苣子、猢狲姜各 100 克。上药共研为细末，先以竹刀刮损不生发的疮疤（以局部刮呈红色，有灼热感为度），后以此药擦之，以生发为度。

■ 三子膏治脱发

◎ 生附子、蔓荆子、柏子仁各 15 克，共为细末，以乌鸡脂（即乌骨鸡的脂肪）和之，捣研千下，于瓷罐内密封，百日取出，涂发落处，三五日即生发。本方主要用于血虚风燥所致的脱发。

■ 透骨草洗剂治脱发

◎ 透骨草 60 克（鲜者加倍），加水 2000 ～ 2500 毫升，煎煮 20 分钟后，取汤汁待温度适宜时外洗头发，每日 1 次，连洗 7 日为 1 个疗程（治疗中亦可用洗发剂洗发，但必须洗发后再用透骨草煎剂洗发 1 次）。

■ 柚子核治脱发

◎ 如果头发发黄、斑秃，可用柚子核（打碎）25 克，用开水浸泡 24 小时后，每天涂拭 2 ～ 3 次，可以加快毛发生长。

■ 稀发变浓方防治脱发

◎ 用 1 茶匙蜂蜜、1 个生鸡蛋黄、1 茶匙植物油，与 2 茶匙洗发水、适量洋葱汁兑在一起搅匀，涂抹在头皮上，戴上塑料薄膜的帽子，不断地用温毛巾热敷帽子上部。过 1 ～ 2 小时之后，再用洗发水洗干净头发。坚持一段时间，头发稀疏、容易脱落的情况就会有所改善。

■ 巧用生姜偏方治脱发

验方 1　生姜枸杞液

◎ 将生姜和枸杞子放在少量水中熬煮一阵，然后把水抹在洗干净的头发上，再把头发盘起来大约半小时后放下，自然晾干，大约半天后再洗净。持续 1 个月。除此以外，洗的时候再放些盐，

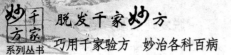

是去头屑最简单的方法了。而且可治疗脱发掉发。

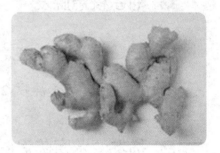

按：生姜中的姜辣素、姜烯油等成分，会使头部皮肤血液循环正常化，增进头皮新陈代谢，活化毛囊组织。所以用生姜浓缩萃取液或者直接用生姜涂抹头发，可以有效地防止脱发、白发，刺激新发生长，并可抑制头皮痒，强化发根。

使用含生姜成分的洗发水，有清洁头皮、防治脱发、祛除头屑等功效。特别在冬天，用来洗头并配合头皮按摩，感觉轻松暖和。而用生姜或干姜煮水泡脚，浑身气血通畅，温暖舒畅。

验方 2　生姜洗头方

◎　在烧洗头水的时候放进几片生姜，或者在热水瓶里放几片生姜让它泡着，洗头的时候拿出来用就可以增进头皮的血液循环，洗完后非常轻松。对防治脱发非常有益。

验方 3　生姜擦方

◎　用未干老姜切成薄片，揉擦脱发部位，每次 20 分钟，每日1～2次，7天为1个疗程。生姜随用随切，不宜切好备用，用生姜揉擦，可增加局部血液循环和刺激毛囊，能促使毛发再生。但高血压病人禁用。

按：直接用生姜按摩头皮虽然比较麻烦，可是生姜中的活性物质没有被破坏，效果比较好。用生姜煮的汤来洗头，里面活性物质会相对减少，但也会有些许帮助，最好别偷懒，还是用直接按摩头皮的方法吧。

此外，用生姜汁来按摩头皮，对防治脱发也有一定的用处。常见方法是把生姜榨成汁直接涂抹或压成姜泥，用纱布包上擦患处，再轻轻按摩，每天使用一到两次。这种方法可以尝试，按摩时一定要轻揉头皮，不能对皮下组织造成伤害。

验方4

◎ 生姜切片，烤热后外搽患处，每日3～5次，治疗斑秃。

■ 巧用食盐治脱发

◎ 食盐15克。将食盐加入1500毫升温开水，搅拌均匀，洗

119

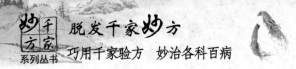

头，每周 1 ～ 2 次。此法长期应用，可防止脱发。

■ 巧用食醋治脱发

验方 1　食醋洗液

◎　食醋 150 毫升，加热水 200 毫升。趁热洗头，每日 1 次。常洗见效。醋的主要成分是醋酸，对皮肤、头发能起到很好的保护作用。洗头的水不宜太热或太冷。洗发的同时还可以一边搓，一边用指腹按摩头皮。

验方 2　醋墨糊

◎　食醋 50 毫升，墨 2 锭。用墨块在醋中研成稀糊状，擦患部，每日 3 次。夜间睡觉前洗去。

验方 3　醋浸烟叶

◎　米醋浸烟叶治脱发。取烟叶（香烟丝亦可）30 克，在约 90 毫升米醋中浸 10 天，以棉签蘸药涂擦患处，每天 3 次，此药涂擦数小时后即有痒感，新病患者一般 3 ～ 5 天便会有绒发生出。

验方4　醋调川乌粉

◎　醋调川乌治脱发。川乌研细成粉，用醋调匀外涂患处，每日2次，治疗斑秃。

■ 香榧核桃治脱发

◎　生香榧子6只（中药店有售），核桃4枚，两药都去壳打烂，侧柏叶50克，三药共捣如泥，加淡盐水200克，浸泡7天，即可应用。应用时用梳子蘸此药液，不时梳头，使头发都湿润，每日2次，延续2～3个月后，头发不再脱落，光润而黑。适用于肾虚型脱发。（《外治寿世方》卷二）

■ 垂柳叶姜汁治脱发

◎　垂柳叶500克，生姜汁100毫升。将垂柳叶阴干为末，加姜汁于铁器内捣匀，取药液摩擦患处。方除适用于脱发外，亦有用治脱眉的，《圣惠方》认为其生眉效果颇佳。

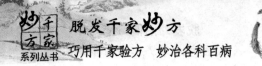
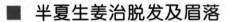

■ 半夏生姜治脱发及眉落

◎ 生半夏、生姜各 300 克，麻油 1000 克。将药研末，以麻油浸渍半月，用时先以生姜片涂擦患处，后用药油涂之，每日 1 次，连用 3 个月，脱落眉发即生，可依法外涂治脱发。

按：《圣济总录》亦载：半夏配生姜可治"癞风眉落"。用法：生半夏、羊屎烧焦等份，为末，自然姜汁日调涂。

■ 桑麻叶汤治脱发

◎ 鲜桑叶、鲜麻叶各 500 克。用淘米水煎煮鲜桑叶、芝麻叶，煮沸后，文火再煮 10 ～ 15 分钟。稍温，用此水洗头，隔日 1 次。桑叶含大量胡萝卜素及鞣酸，芝麻叶含有脂肪油，淘米水含有 B 族维生素，都有营养头皮，促进头发生长的作用。《千金方》评价说："此方治头发脱落，常用不辍"。

■ 速效生发膏治脱发

◎ 蔓荆子、青葙子、莲子草各 1 分（50 克），附子 1 枚（15

克），碎头发灰 20 克。制作方法：将以上药切碎研细，用酒浸渍，蜜封后装入瓷罐中，候半月余，将药取出，用乌鸡脂调和。使用时先洗头发，然后将药涂于头发中。该方出自唐代医家王焘编的《外台秘要》一书。书中称其功效"数日生长一尺"，虽有夸张之嫌，但疗效当属明显。脱发读者不妨一试，或在医生指导下治疗。

■ 魏文帝浴发方治脱发

◎ 黄芪、当归、独活、川芎、干地黄、白芷、白芍、莽草、防风、辛夷、藁本、蛇衔草、薤白、乌麻油各 30 克，马鬃炭 20 克。将上述药一一切碎，用微火煎汁。使用时先洗净头发。然后将药涂于发上，候一两个时辰再洗去。《外台秘要》称，魏文帝用此方洗头疗效卓著，很快在脱发处长出新发。

■ 慈禧香发散治脱发

◎ 零陵草 30 克，辛夷 15 克，山柰 9 克，白芷 90 克，玫瑰花 15 克，檀香 18 克，甘草 12 克，细辛 9 克，川大黄 12 克，牡丹皮 12 克，公丁香 9 克，苏合香油 9 克。用法：将以上药共研为细末，用苏合油拌匀，晾干，再研细面，用时涂于发上、稍候一会篦去。据称，本方具有去油腻、止瘙痒的功效，慈禧连用数年，青丝不落，容颜不老，而且过去的落发重新生出。

《千家妙方》系列科普书火爆热卖

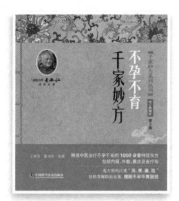
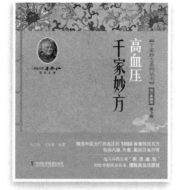
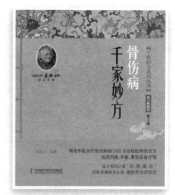
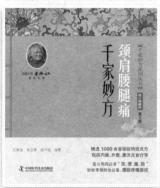
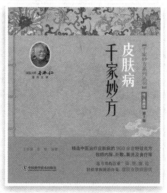
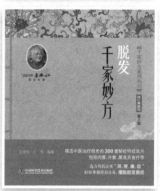
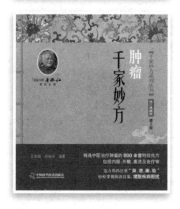

巧用千家验方　妙治各科百病

《颈肩腰腿痛千家妙方》

《不孕不育千家妙方》

《高血压千家妙方》

《骨伤病千家妙方》

《皮肤病千家妙方》

《肿瘤千家妙方》

《脱发千家妙方》

《食物妙用》系列科普书火爆热卖

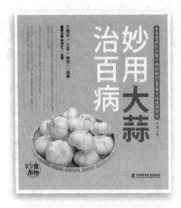
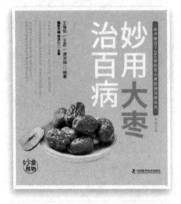
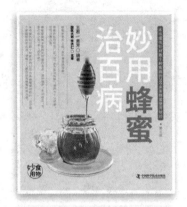

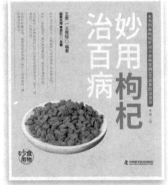
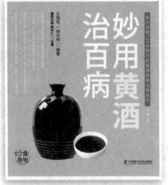
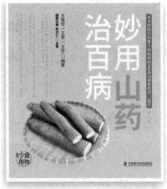

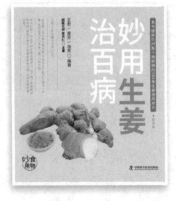

妙食用物

药食同源，食疗妙方数百首
食养为先，巧用食物治百病

《妙用大蒜治百病》　　　　《妙用大枣治百病》

《妙用蜂蜜治百病》　　　　《妙用枸杞治百病》

《妙用黄酒治百病》

《妙用山药治百病》

《妙用生姜治百病》